Relaxt vegan

Alexa Hennig
von Lange

Relaxt vegan

Wie ich zurück
zum Genuss fand

DUMONT

REZEPTE

ANHANG

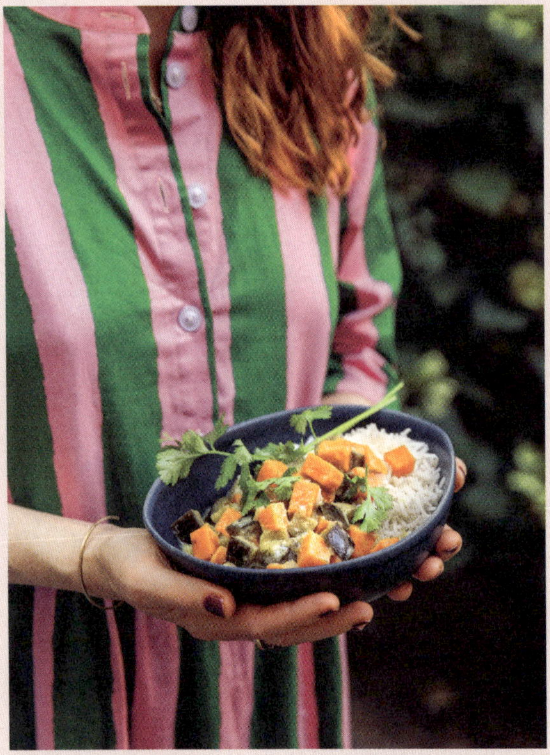

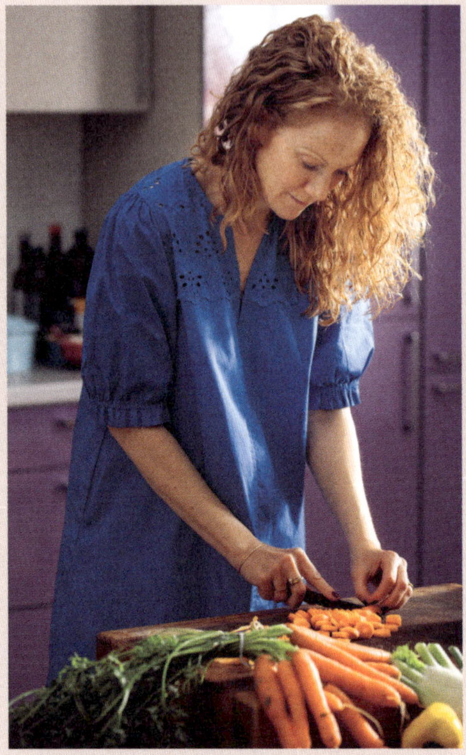

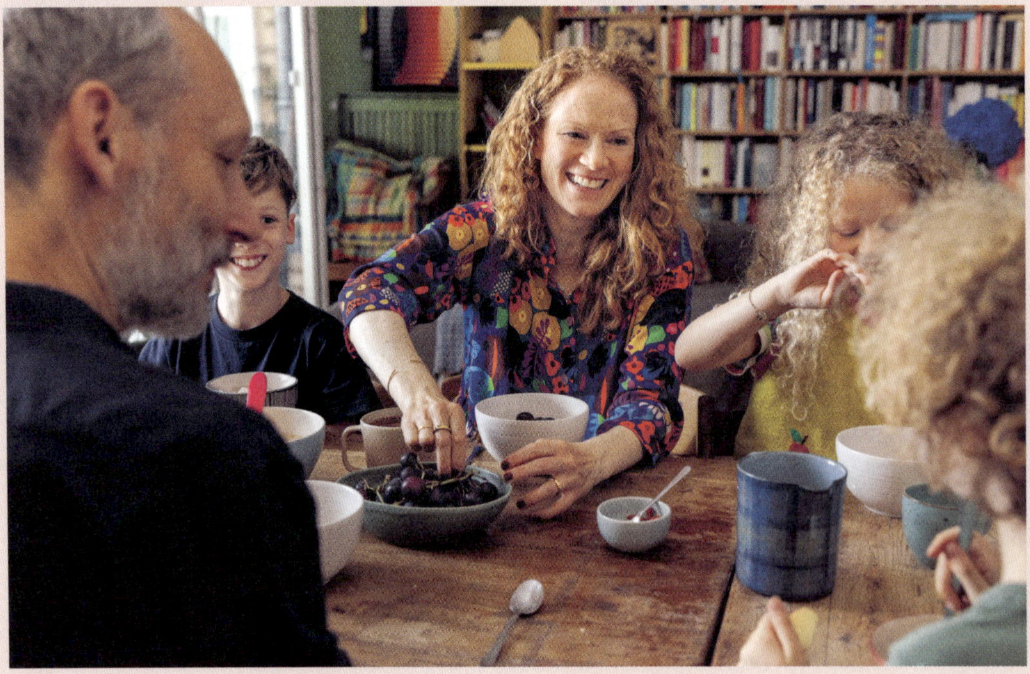

ESSEN IST ETWAS SCHÖNES

Essen riecht gut. Es schmeckt gut, und es sieht köstlich aus. Essen sorgt dafür, dass der Körper genug Energie bekommt. Essen hat heilende Kräfte. Essen erhält uns am Leben und führt uns zusammen an einen Tisch. Essen ist nicht gefährlich. Essen ist das, was wir von unseren Eltern bekommen, damit wir uns zu den Menschen entwickeln können, die wir als Erwachsene sein wollen.

All das wusste ich noch, als ich meiner Mutter als Kind beim Kochen assistierte und ihr beim Kräuterhacken und Kartoffelschälen zusah. Ich fühlte es, wenn ich meinen Eltern in unserem Schrebergarten beim Möhrenziehen half. Ich hörte es, wenn meine Mutter uns Kindern erklärte, welches Obst gut für unser Immunsystem sei – und natürlich schmeckte ich es auch, wenn wir mit der Familie zusammen aßen. In der Kindheit bekam ich leckere, regionale und gesunde Mahlzeiten. Heute verbinde ich mit Essen wieder ein Gefühl von Geborgenheit und Hingabe. In den drei Jahrzehnten dazwischen aber hatte ich diese simple wie schöne Tatsache vergessen. In dieser Zeit habe ich nur selten sorglos mit meiner Familie gemeinsam gegessen.

Am Übergang von der Kindheit ins Erwachsenendasein war ich von der plötzlich so großen Welt überfordert. Ich wusste nicht mehr, wer ich darin sein konnte. Ich sehnte mich nach etwas, das ich wirklich kontrollieren konnte – und kam auf das Gewicht meines Körpers. Je weniger ich wog, umso mehr schien ich bestimmen zu können, wer ich war. Mit fünfzehn Jahren wurde ich magersüchtig, mit achtzehn kam ich für einige Wochen in eine Klinik – seitdem hielt ich fast dreißig Jahre lang Diät. Ich hungerte diszipliniert, zählte Kalorien und machte eisern Sport. Statt im Essen noch etwas Heilsames zu sehen, hatte ich nun Angst davor und fühlte mich nach jeder noch so kleinen Mahlzeit schuldig. Als hätte ich etwas getan, was ich nicht hätte tun dürfen. Als könnte ich die Kontrolle über meinen Körper und damit über mein Leben verlieren. Rückblickend kann ich sagen: Es fühlte sich an, als würde Essen meinen Untergang bedeuten; was für eine absolute Verdrehung der Tatsachen! Aber niemand hätte mich jemals vom Gegenteil überzeugen können. Ich erlebte es ja jeden Tag. Sobald ich nur Essen ansah, nahm ich davon zu. Mein Stoffwechsel war komplett durcheinandergeraten.

Obwohl mich die ständigen Gedanken ans Gewichthalten und Kalorienzählen als Erwachsene zunehmend quälten und ich meinen Kindern doch so gerne beibringen wollte, dass Essen etwas Schönes war, sah ich nicht, wie ich wieder Vertrauen ins Essen finden sollte. Bis ich von der Zeitschrift Brigitte Woman den Auftrag für einen Selbstversuch mit meiner Familie bekam: »Eine Woche lang vegetarisch und regional kochen.«

Dieser Auftrag war damals ein Wendepunkt für mich. Ich griff nach den alten Rezepten meiner Mutter und kochte mich zurück in meine Kindheit. In die Zeit, in der ich mich in meinem Körper immer und selbstverständlich wohlgefühlt hatte. So, als sei er mein geliebtes Zuhause. Die Handgriffe beim Kochen, die unterschiedlichen Gerüche, der altbekannte Geschmack einer ausgewogenen, vollwertigen Mahlzeit – der erste Bissen von der gefüllten halben Sellerieknolle (siehe Seite 154) waren wie ein einziges feierliches Nachhausekommen. Als hätte ich mir nach so vielen Jahren endlich die Erlaubnis gegeben, wieder ganz und gar ich selbst sein zu dürfen. Nicht die Alexa, die sich vor sich, ihren Kindern, ihren Freunden verbot, ausreichend zu essen und es auch noch zu genießen. Sondern wieder die Alexa, die sich frei fühlte, vollkommen und aufgehoben. Wie hatte ich meinem Körper das Natürliche so lange vorenthalten können, wo ich es doch als Kind schon besser wusste?

Dieses Gefühl wollte ich nicht wieder verlieren, weil es wirklich so war, als würde ich zu meinen familiären Wurzeln zurückkehren, die mir immer Sicherheit gegeben hatten. Das Erstaunlichste aber war: Ich nahm von den vegetarischen Gerichten nicht zu und war außerdem noch satt. Ich hörte auf, ständig ans Essen zu denken. Dafür freute ich mich umso mehr aufs Kochen. Nach diesem Selbstversuch habe ich angefangen, wieder vielseitiger zu kochen und zu essen und habe die Freude an beidem wiederentdeckt.

Inzwischen habe ich mich intensiv mit Ernährungswissenschaft beschäftigt und herausgefunden, dass jede natürliche Zutat, jedes Gewürz weit über den Geschmack hinaus eine ganz eigene Wirkung auf den Körper und seinen gesunden Stoffwechsel hat. Davon ausgehend habe ich für mich und meine Familie alltagstaugliche, vegane und vollkommen »ungefährliche« Mahlzeiten entwickelt. Eine zeitgemäße Heimatküche, die ohne Fleisch auskommt und heilend auf den Organismus wirkt. Im Laufe der Zeit ist meine Begeisterung dafür so gewachsen, dass ich sie gerne teilen möchte.

Mit diesem Kochbuch möchte ich eine Rückbesinnung schaffen, auf das, was wir als Wissen über ausgewogene und heilende Ernährung seit Jahrhunderten in uns tragen. Ich möchte einfach zu kochende Rezepte vorstellen, die schmecken, das Klima schonen und für die ganze Familie taugen. Für diejenigen, die mit einer vollwertig veganen Ernährung noch fremdeln: Was spricht dagegen, einfach loszulegen und das tägliche Spektrum um ein paar köstliche und schnell zu kochende Gerichte zu erweitern? Für sich selbst und die ganze Familie wird sich das wie ein neuer Lebensabschnitt mit noch mehr Energie anfühlen. Und für diejenigen, die sich bereits vegan ernähren, finden sich in diesem Kochbuch bestimmt viele neue Anregungen, das Altbekannte zu erweitern und noch facettenreicher mit Zutaten und Geschmäckern zu experimentieren.

Das Kochen mit möglichst naturbelassenen Zutaten ist zu einem besinnlichen Aspekt meines Alltags geworden. Wenn ich an meinem Roman schreibe, gehe ich zwischendurch in die Küche und schneide dort Gemüse oder hacke Kräuter. Dabei finde ich Stille und Ruhe, gehe aus meinem Kopf in die Hände und fühle mich geerdet. Wenn ich mich später zurück an den Schreibtisch setze, bin ich angefüllt mit dem, was in meiner Geschichte als nächstes passieren soll. Schreiben und Kochen gehören für mich zusammen wie Einatmen und Ausatmen.

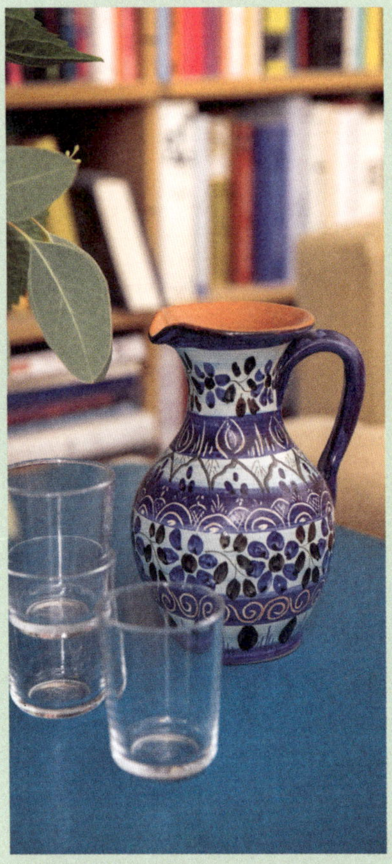

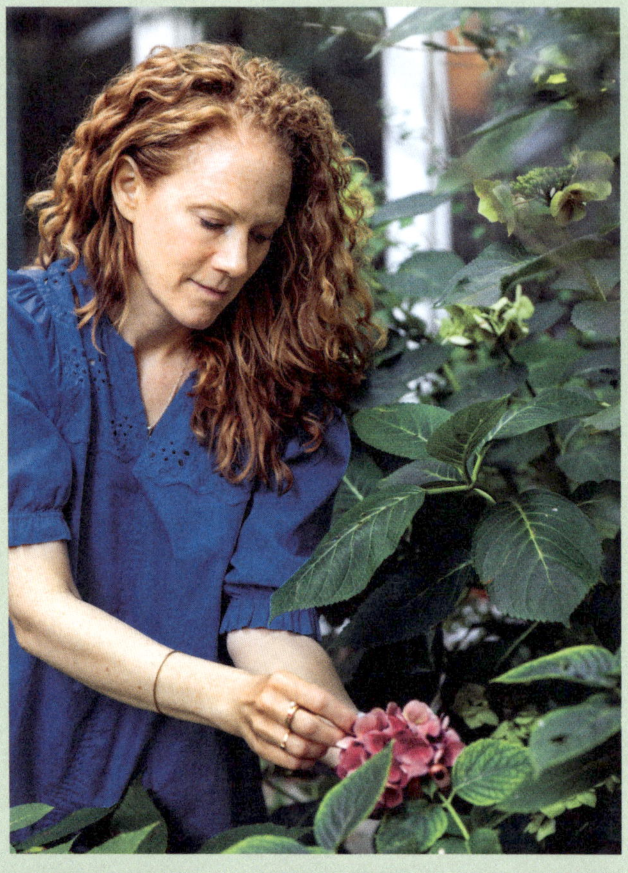

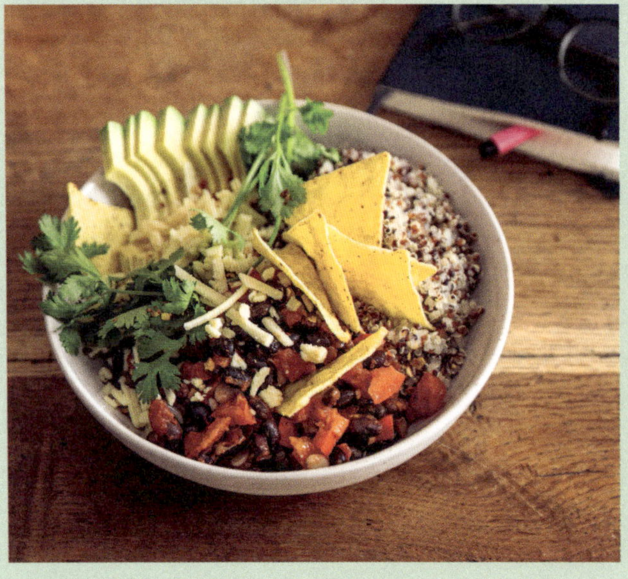

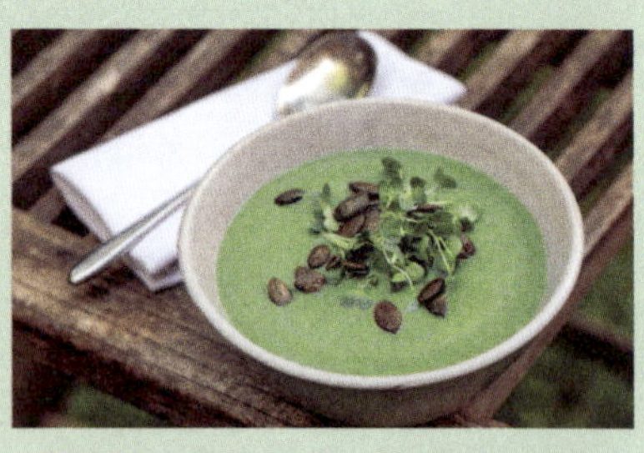

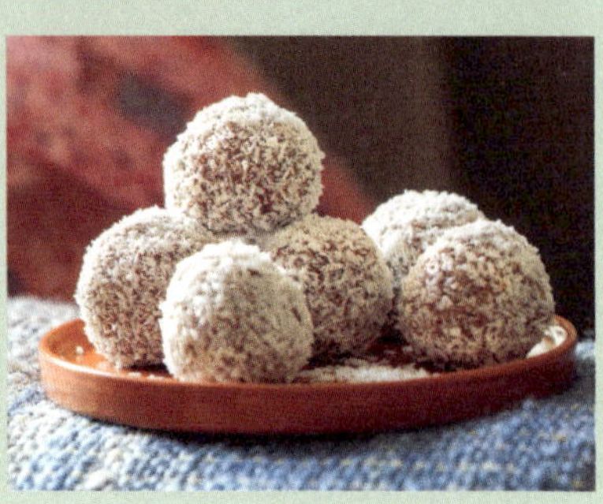

MEINE VEGANE ERNÄHRUNG

Die Zahl der Veganerinnen und Veganer nimmt stetig zu. Heute wirkt es fast ein wenig aus der Zeit gefallen, täglich Fleisch zu essen. Das war vor drei Jahren, als ich mich dem Veganismus zuwandte und dies schüchtern im Bekanntenkreis erzählte, teilweise noch anders. Inzwischen gibt es viele wissenschaftliche Studien, die belegen, dass eine annähernd pflanzenbasierte Ernährung für uns Menschen, mit unserer heutigen, stressgeplagten, von schädlichen Umwelteinflüssen belasteten Lebensweise, durchaus von Vorteil ist. Reichlich Gemüse zu essen, heißt, sich mit sehr vielen Mikronährstoffen zu versorgen, besonders, wenn die Pflanzen unter ökologischen Gesichtspunkten angepflanzt wurden.

Was ist vegane Ernährung?

Sich vegan zu ernähren bedeutet, keine tierischen Produkte zu essen. Viele Veganerinnen und Veganer verzichten sogar auf Honig. Es gibt ganz verschiedene Gründe, sich vegan zu ernähren. Ein sehr wichtiger Grund für mich ist: der Klimaschutz. Die industrielle Tierhaltung verursacht jede Menge Emissionen, die unsere Atmosphäre aufheizen. Außerdem will ich nichts unterstützen, das Tieren Leid zufügt. Ein zweiter Grund ist: mich gesund zu ernähren oder sogar durch die Ernährung den Alterungsprozess zu verlangsamen, Zivilisationskrankheiten zu verhindern oder deren Heilungsprozess intensiv zu unterstützen.

Wie ich schon erwähnt habe, habe ich in meiner Jugend irgendwann das Gefühl für ein gesundes Maß an Essen verloren. Ich hatte Angst davor, Nahrung zu mir zu nehmen. Ich habe meinen Eltern nicht mehr geglaubt, dass gesundes, naturbelassenes Essen etwas Heiliges ist. Doch als ich angefangen habe, mich für den Veganismus zu interessieren, habe ich die wunderbare Wirkung einer pflanzenbasierten Ernährungsform auf unseren Körper kennengelernt und angefangen, der Natur wieder zu vertrauen. Damit wurde die Angst vor dem Essen abgelöst von der Begeisterung am Genießen.

Bunt und abwechslungsreich

Nicht-Veganer haben oft die Sorge, dass vegane Ernährung sehr langweilig, fad und einseitig ist. In Wahrheit ist vegane Ernährung alles andere als das. Vorausgesetzt, man hat Freude am Kochen und Ausprobieren. Vegane Ernährung ist so facettenreich, wie es essbare Pflanzen gibt. Getreide, Gemüse und Obst immer wieder neu mit heilenden Gewürzen und Kräutern zu kombinieren, sodass köstliche und wohltuende Überraschungen dabei herauskommen, hat etwas Berauschendes. Wenn ich mit meiner Familie meine Eltern besuche, ist es für mich die helle Freude, mit meiner Mutter gemeinsam etwas zu kochen, von dem ich weiß, dass es ihrer Neugier nach neuen Rezepten – und den Nieren meines Vaters – gerecht wird.

Ein neues Gesundheitsbewusstsein

Seit meiner Jugend (in der ich so gut wie alles maßlos übertrieben habe) trinke ich nur noch sehr selten Alkohol. Wein könnte man zwar als vegan bezeichnen, doch die Beschäftigung mit vollwertiger, pflanzenbasierter Ernährung hat bei mir ebenfalls dazu geführt, dass ich noch einmal über generellen Alkoholkonsum nachgedacht und intensiv recherchiert habe. Was dabei herauskam, war nicht besonders ansprechend – zumindest nicht für Menschen, die daran arbeiten, lange gesund zu bleiben. Das Gleiche gilt für den Konsum von Zucker.

Ist Veganismus eine ideologische Sache?

Sich vegan zu ernähren, ist für mich keine ideologische Angelegenheit. Mich bewusst zu ernähren und auf Nahrungsmittel zu verzichten, die nachweislich der Umwelt schaden und die mutmaßlich dem menschlichen Körper nicht gut tun, erscheint mir einfach vernünftig. Mich vegan zu ernähren, bedeutet aber nicht, dass ich nie wieder Käse esse. Auch wenn Kuhmilch im Verdacht steht, verschiedene Krebsarten zu begünstigen, und Käse sehr viel Cholesterin und artfremde Hormone enthält, genehmige ich mir trotzdem hin und wieder ein Stück Camembert und freue mich darüber. Ich esse ihn nur eben nicht täglich. Meinen Kalziumbedarf decke ich mit Gemüse wie Brokkoli oder Fenchel, Nüssen und Kernen wie beispielsweise Mandeln und Haselnüssen, Sesam, frischen Kräutern, mit Kalzium angereicherten Pflanzendrinks und Mineralwasser.

Braucht der Mensch kein Fleisch?

Es war für mich interessant nachzulesen, was eigentlich aus gesundheitlicher Sicht gegen das Essen von Fleisch – insbesondere von rotem Fleisch spricht. Rotes Fleisch oder verarbeitetes Fleisch soll leider ebenfalls für die Entstehung verschiedener Krebsarten verantwortlich sein. Laut der Weltgesundheitsorganisation (WHO) steigt das Darmkrebsrisiko bei einem täglichen Verzehr von 100 Gramm rotem Fleisch um 17 Prozent.

Nun stellt sich für viele die Frage, ob der Mensch denn überhaupt ohne den Genuss von Fleisch überleben kann, weil er ja als Urmensch angeblich ständig Fleisch gegessen hat. Das stimmt aber wohl auch nur bedingt – und ist abhängig davon, in welchem Kulturkreis, in welcher Gegend er gelebt hat und wie oft ein Tier erlegt wurde. Natürlich gab es bestimmt auch mal Samen, Nüsse und Beeren. Ich esse seit mehr als drei Jahren kein Fleisch mehr (auch hier mache ich alle halbe Jahr mal eine kleine Ausnahme, wenn ich wirklich Appetit darauf habe), und mir geht es körperlich besser als je zuvor. Kein Fleisch zu essen, bedeutet für mich, etwas für mich, die Tiere und das Klima zu tun. Es bedeutet aber auch, mich sehr bewusst zu ernähren, um meinen Körper durch die pflanzenbasierte Kost mit sämtlichen Vitaminen, Mineralstoffen und Spurenelementen zu versorgen. Absolut wichtig für Veganerinnen und Veganer ist allerdings, täglich eine Vitamin-B-Kapsel zu sich zu nehmen, da dies nur in tierischen Lebensmitteln ausreichend enthalten ist.

Genügend Eiweiß ohne Fleisch

Fleisch wird unter anderem mit einer ausreichend hohen Zufuhr von Eiweißen assoziiert und weniger damit, dass es Entzündungsprozesse im Körper fördert oder sogar auslöst. Diese können zu einem erhöhten Risiko führen, an Arthrose oder anderen Zivilisationsleiden zu erkranken. Nichtsdestotrotz ist es wichtig, sich mit Fragen, wie der nach einer ausreichenden Eiweißversorgung, zu befassen. Auch ich habe mich gefragt, ob ich mit meiner pflanzenbasierten Ernährung angemessen mit Proteinen versorgt bin, und habe festgestellt: Durch die bewusste Kombination diverser Pflanzen kann ich eine gute Eiweißversorgung erreichen. Das fängt schon beim Frühstück an: Ein Porridge aus Haferflocken, Nüssen und Hanfsamen garantiert eine prima Zusammensetzung von essentiellen Aminosäuren, die für die Stoffwechselprozesse unerlässlich sind.

Die sekundären Pflanzenstoffe

Speziell in biologisch angebautem Gemüse, Obst, in Nüssen, Hülsenfrüchten, Soja, Getreide und grünem Tee sind viele sekundäre Pflanzenstoffe enthalten. Diese sind einfach wunderbar. Sie schützen die Pflanze vor Krankheiten und Schädlingen und tun, wenn wir sie zu uns nehmen, auch sehr viel Positives für unsere Gesundheit. So viel, dass ich mich frage, warum dieses Wissen nicht in Schulen unterrichtet oder von mehr Ärzten an ihre chronisch kranken Patienten weitergegeben wird. Sekundäre Pflanzenstoffe, wie zum Beispiel Flavonoide, Phenolsäuren oder Carotinoide, wirken antioxidativ, blutdrucksenkend, entzündungshemmend, antibiotisch, cholesterinsenkend. Sie vermindern offenbar eklatant das Risiko, an bestimmten Krebsarten zu erkranken oder einen Schlaganfall oder Herzinfarkt zu erleiden.

Veganismus im Zusammenspiel mit Intervallfasten

Mit Begeisterung kombiniere ich die vegane Ernährung mit dem Intervallfasten – eine Entdeckung, die ich der Spezialistin für Ernährungsmedizin Dr. Petra Bracht zu verdanken habe. Eines Tages wandelte ich durch unseren Bioladen und – wirklich! – ich meinte, dass hinter mir eins der Kochbücher, die in dem Drehständer standen, zu mir sprach. Es sagte: »Nimm mich mit!« Ich drehte mich um und erblickte das türkisfarbene »Intervallfasten«-Buch. Obwohl ich mit dem Begriff gar nichts verband, kaufte ich es. Abends begann ich, darin zu lesen und erfuhr von den vielen positiven Effekten des Intervallfastens. Die Idee, dass der Körper täglich immer wieder Zeit braucht, um zu regenerieren und zu gesunden, und deshalb nicht durchgängig mit Verdauung beschäftigt werden sollte, leuchtete mir sofort ein. Seitdem esse ich innerhalb von acht Stunden am Tag (zwischen 9 und 17 Uhr) und in den restlichen sechzehn Stunden faste ich. Wobei »Fasten« ziemlich übertrieben ist. Ich merke nicht einmal, dass ich nichts esse. Mein Körper hat sich längst an diesen mahlzeitenfreien Abschnitt gewöhnt. Er weiß, dass ich mich während der restlichen acht Stunden mit drei Mahlzeiten satt esse. Das hat mir, der Frau, die mehrere Jahrzehnte lang Diät gehalten hat, viel Ruhe und Ausgeglichenheit geschenkt. Das Intervallfasten in Verbindung mit veganer Ernährung hat mir ein Leben voller wunderbarer Gerichte beschert: ohne die Angst zuzunehmen, ohne das nervöse Warten auf das nächste kleine Häppchen.

Während der sechzehn Fasten-Stunden verspüre ich keinen Hunger. Ich weiß, dass ich mir etwas Gutes tue – denn in dieser Phase findet in meinem Körper die große Zellreparatur statt, die gesunde Darmflora wird aufgebaut, das Immunsystem wird gestärkt und chronische Entzündungen können heilen.

Zurück zum Genuss

Dieses Buch ist kein Gesundheitsratgeber. Ich bin keine Ernährungsexpertin. Ich bin eine Veganerin, die ab und an ein Stück Camembert isst und ihre Freude an pflanzlich basierten Gerichten gerne weitergeben möchte. Ich möchte zeigen, wie einfach und vielfältig ein Leben mit Obst, Gemüse, Getreide und Nüssen sein kann. Wie schön es ist, sich etwas besser mit Ernährung auszukennen, für sich selbst, die Familie und den Rest der Welt. Ich mache nicht alles selbst, und auch ich habe nicht für alles ewig Zeit. Wenn es mal etwas zügiger gehen soll, verwende ich Bio-Instant-Gemüsebrühe oder Bio-Tiefkühl-Kräuter.

Ich zeige leckere Porridge-Rezepte, auf die sich schon am Abend zuvor gefreut werden kann, und sättigende Currys (ab Seite 112) und Bowls (ab Seite 45), die hemmungslos genossen und variiert werden dürfen. Auch finden sich hier und da – vor allem im zweiten und vierten Kapitel (ab Seite 72 und Seite 144) – Rezepte, die nicht für den täglichen Genuss gedacht sind, sondern eher für den Sonntagnachmittag und besondere Anlässe.

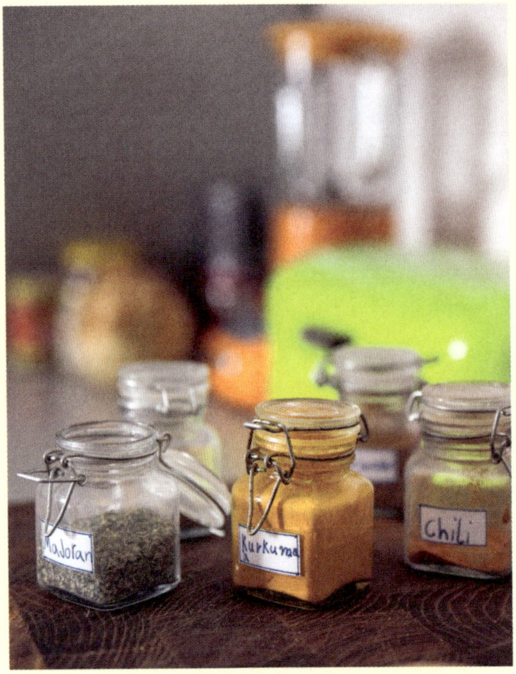
Kurkuma
Chili

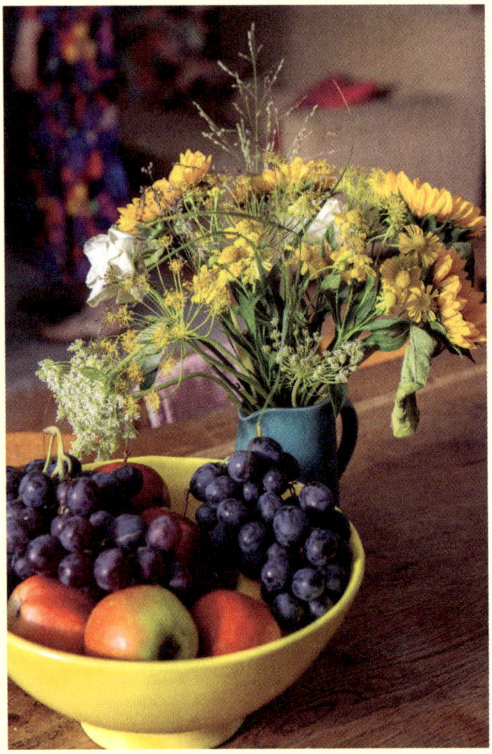

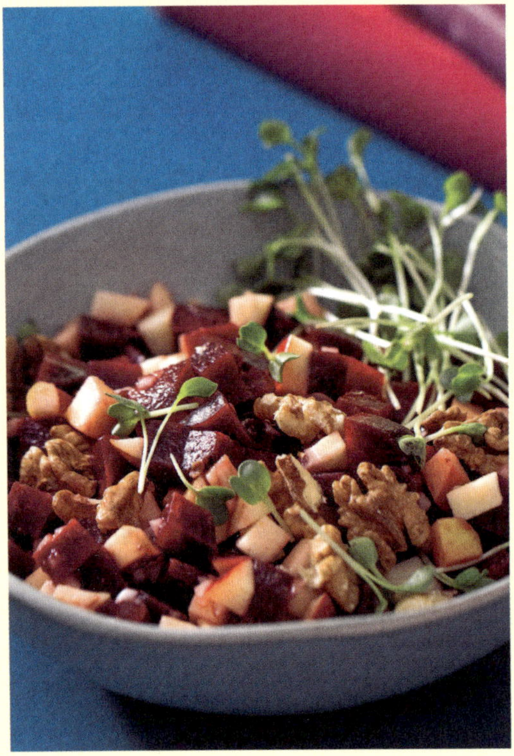

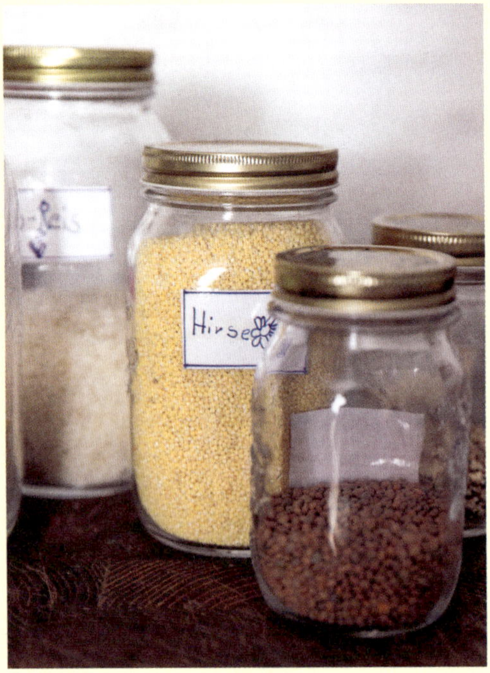
Hirse

DAS REICH DER GESUNDEN ZUTATEN

Als ich anfing, vegan zu kochen, und mit meinem Einkaufszettel in den Biomarkt ging, war ich überrascht, was noch alles in den Regalen stand. Plötzlich nahm ich Produkte wahr, die ich bei all meinen vorherigen Einkäufen schlicht übersehen hatte. Heute gehören genau diese Nahrungsmittel zu jenen, die immer in unserem Vorratsschrank stehen.

Hanfsamen eignen sich sehr gut, um sie morgens über den Porridge zu streuen. Sie haben einen leicht nussigen Geschmack. Sie sind sehr protein- und vitaminreich, hinzu kommen Magnesium, Eisen und Kalzium. Der hohe Gehalt an mehrfach ungesättigten Fettsäuren wirkt sich günstig auf den Cholesterinspiegel aus.

Cashewmus nutze ich vor allem zum Backen, für Porridges und Salatdressings. Es enthält mehrfach ungesättigte Fettsäuren, Proteine, Ballaststoffe und eine Vielzahl von Vitaminen und Mineralstoffen wie Magnesium, Kalzium und Eisen.

Chiasamen verwende ich gerne gemeinsam mit Haferflocken in Overnight-Porridges. Wichtig dabei ist, dass diesen gesunden Samen immer ausreichend Flüssigkeit zum Quellen beigemengt wird. Sie sind reich an Ballaststoffen und Omega-3-Fettsäuren.

Quinoa kombiniere ich mit gedünstetem Gemüse, Babyspinat oder auch einem Curry. Das Pseudogetreide, das in den Anden seit Jahrhunderten in großer Höhe angebaut wird, köchelt leise und unkompliziert vor sich hin und bietet viele Vorteile. Es ist sehr protein- und mineralstoffreich: Kalium, Kalzium, Eisen und Magnesium sind beispielsweise enthalten. Für Kinder unter zwei Jahren wird es aufgrund der Bitterstoffe nicht empfohlen.

Hirse gibt es in sehr feiner Ausführung und auch etwas gröber. Ich verwende gerne die etwas gröbere Variante: die Goldhirse. Meist koche ich sie mit etwas Kurkuma, Pfeffer und Gemüsebrühe. So habe ich eine unkomplizierte und gesunde Beilage für gedünstetes Gemüse oder eine Bowl. Oder aber ich koche die Hirse zum Frühstück und richte sie mit Obst und Kokosjoghurt an. Das enthaltene Beta-Carotin ist ein wichtiges Vitamin für die Augen. Außerdem ist sie glutenfrei. Hirse sollte wegen des Phytingehalts eingeweicht werden.

Haferflocken sind überhaupt die wunderbarste Sache der Welt. Ich verwende sie täglich für die Porridges. Sie sind sehr sättigend und so unglaublich gesund. Wichtig ist, die Haferflocken einzuweichen. Am besten über Nacht. Dann sind sie noch bekömmlicher. Prima ist eine Kombination mit Nüssen und Früchten, denn mit dem Vitamin C aus Fruchtsaft und Obst wird das enthaltene Eisen für den Körper verfügbarer gemacht. Die in Haferflocken enthaltenen ungesättigten Fettsäuren helfen, den Cholesterinspiegel zu senken. Ihre Antioxidantien wirken entzündungshemmend.

Kurkuma ist so großartig – ich frage mich, wie ich je darauf verzichten konnte! Es ist einfach in der Anwendung, und ich verfeinere damit gerne Tofu oder Hirse, aber auch in Currys macht es sich ausgesprochen gut. Es soll vor Alzheimer und Schlaganfällen schützen und der Haut guttun, zudem soll es das Herz-Kreislauf-System und die Immunabwehr stärken und Entzündungen lindern – und es schmeckt! Wichtig zu wissen: Kurkuma entfaltet seine Wirkung besonders gut in Kombination mit Pfeffer.

Zimt verwende ich sehr gerne, um Porridges abzuschmecken oder zum Backen. Das Gewürz soll die Fettverbrennung und die Verdauung anregen. Gleichzeitig wirkt es sich positiv auf den Cholesterinspiegel aus. Allerdings rate ich dazu, ausschließlich Ceylon-Zimt, und nicht Cassia-Zimt zu verwenden, da Letzteres auf Dauer die Leber schädigen kann.

Instant-Gemüsebrühe nutze ich täglich beim Kochen. Ich würze damit so gut wie jedes warme Gericht. Außerdem bringt sie noch mal einen extra feinen Kräutergeschmack. Gerne gare ich in Brühe auch Hirse, Gerstengraupen oder weiße Quinoa.

Kokosblütenzucker und **Agavensirup** verwende ich am liebsten zum verhaltenen Süßen von Porridges, Kuchen, Waffeln oder Muffins. Das Erfreuliche an Agavensirup ist, dass er den Blutzuckerspiegel nur langsam ansteigen lässt. Meinen Kindern schmeckt beides hervorragend.

Coco Aminos ist eine Würzsoße, die ich zum Abschmecken von gedünstetem Gemüse oder angebratenem Tofu verwende. Coco Aminos kommt aus Indonesien und ist besonders für alle geeignet, die an einer Histaminintoleranz leiden oder gegen Soja allergisch sind. Für die Soße wird der Nektar der Kokospalme mit Meersalz fermentiert, sie schmeckt aber nicht nach Kokosnuss, sondern würzig-süß.

Roh-Kakaopulver rühre ich gerne in einen Overnight-Porridge oder in die leckere Schokoladensoße (siehe Seite 43), die ich dann mit Ofengemüse kombiniere. Roh-Kakao enthält wichtige Antioxidantien und Flavonoide (sekundäre Pflanzenstoffe), sogar mehr als Grüntee oder Heidelbeeren! Diese Antioxidantien sind für unsere Körperzellen eine wahre Wunderwaffe, denn sie schützen vor schädlichen freien Radikalen.

Kokosnusscremeblock – ich finde ihn sehr praktisch, da ich häufig Kokosnussmilch für Currys verwende und nicht jedes Mal ein oder zwei Dosen öffnen und in den Müll werfen möchte. Der Kokosblock ist in kleine Portionen à 50 Gramm abgepackt und wird in Wasser aufgelöst zu Kokoscreme oder Kokosmilch. Die Leber verbrennt die mittelkettigen Triglyceride aus der Kokosnuss zur Energiegewinnung.

Mandeln und **Cashewnüsse** habe ich wirklich immer im Haus – meist gebe ich ein paar Mandelsplitter oder Cashewnüsse über den Porridge oder das Mittagessen. Sie verfügen über hochwertiges Eiweiß und viele ungesättigte Fettsäuren, die unsere Gefäße elastisch halten und den Blutdruck senken. Außerdem stecken sie voller Vitamine und Spurenelemente. Aus der in den Cashews enthaltenen Aminosäure Tryptophan stellt unser Körper das Glückshormon Serotonin her.

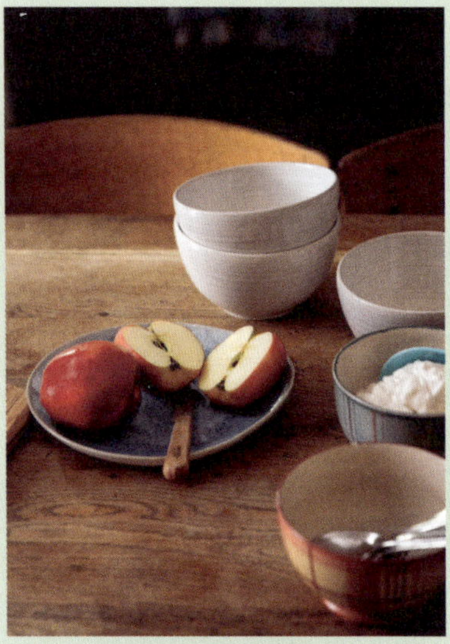
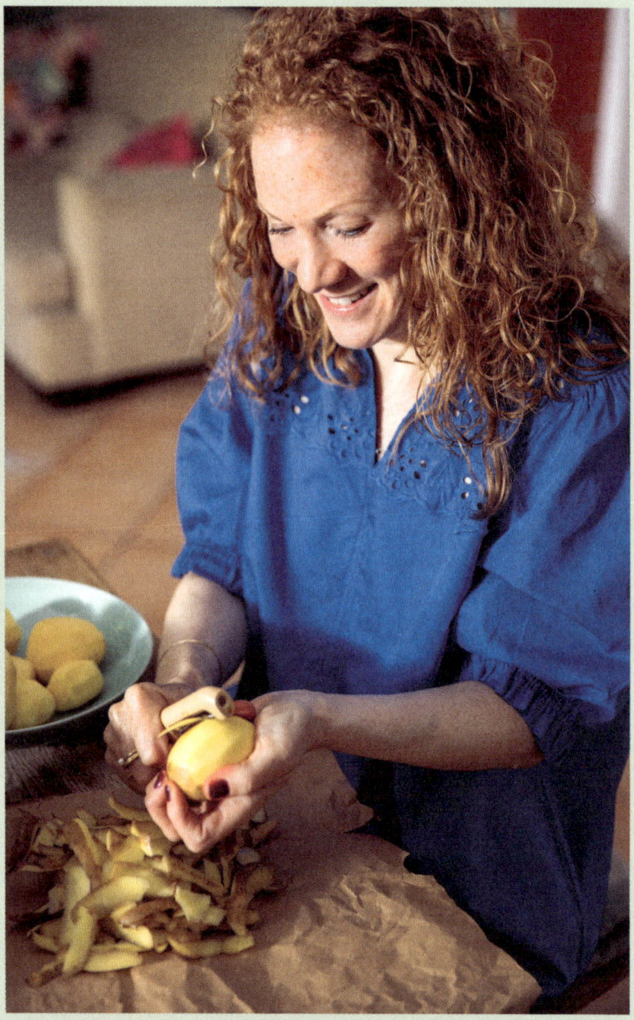
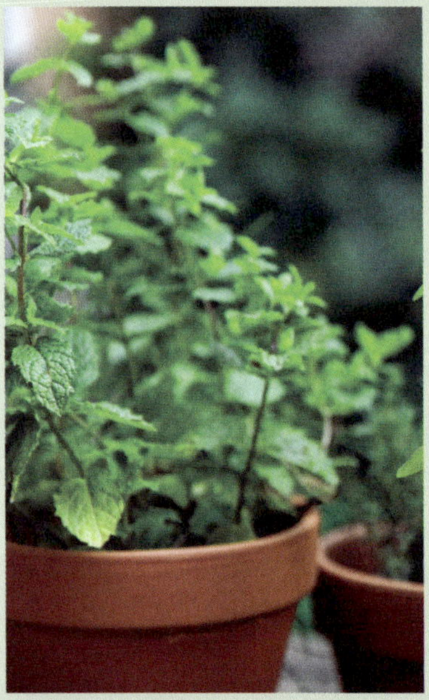
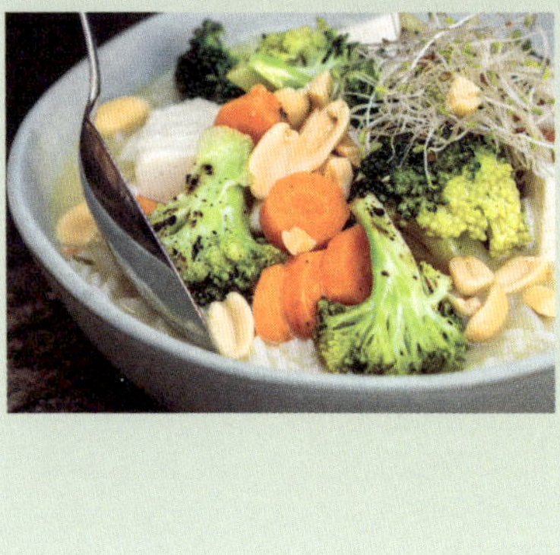
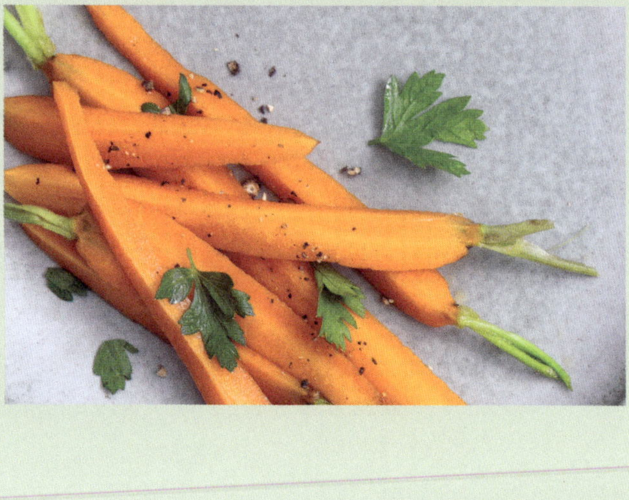

MEIN GEMÜSE- UND KRÄUTERGARTEN

Wir alle haben längst mitbekommen, dass wir jeden Tag Obst und Gemüse essen sollen, weil es gesund ist. An der Stelle hört unser Allgemeinwissen in Sachen Obst und Gemüse aber meist auch schon wieder auf. Als ich damit begonnen habe, mich damit zu beschäftigen, was an Obst und Gemüse eigentlich so gesund ist, stieg meine Demut vor dem, was die Natur uns schenkt, ins Unermessliche. Leider ist das Wissen darum in Zeiten des unaufhaltsamen Fortschritts – zu dem wir beispielsweise auch industrielle Fertigprodukte zählen – in den Hintergrund getreten. Dabei wäre es so schön, wenn wir zu einer Landwirtschaft zurückfinden würden, die nicht nur die Böden, sondern auch uns gesunden lässt. Am häufigsten verwende ich Folgendes:

Himbeeren versuche ich so oft wie möglich zu essen. Da sie bei uns natürlich nicht das ganze Jahr über wachsen, nehme ich auch gerne die tiefgekühlten. Himbeeren sind sehr gesund und enthalten wichtige sekundäre Pflanzenstoffe. Man nimmt an, dass sie aufgrund ihres Vitamin-C-Gehalts das Immunsystem stärken.

Granatapfel liebe ich sehr. Auch, wenn es etwas Übung braucht, die Kerne möglichst unbeschadet aus der Frucht zu lösen. Aber es lohnt sich. Meine Kinder essen die roten Kerne auch ganz fleißig. Bewiesenermaßen gehört der Granatapfel zu den größten Antioxidantien-Lieferanten.

Apfel. »An apple a day keeps the doctor away« besagt dieser berühmte Spruch. Und er kommt nicht von ungefähr. Der Apfel wirkt sich wunderbar durch sein Vitamin C und E auf unser Immunsystem aus. Außerdem tut er der Darmflora gut und das in der Schale enthaltene Pektin bindet im Darm Giftstoffe.

Brokkoli ist mein liebstes Gemüse. Er ist so schnell zubereitet. Entweder kommt er ganz zum Schluss ins Curry, um noch leise mitzugaren oder aber ich dünste ihn im Dünsteinsatz schonend ein paar Minuten im Topf. Zack ist das schöne Grün fertig. Ich klopfe mir jetzt noch auf die Schulter, dass ich meine Kinder so früh daran gewöhnt habe. Sie essen zwischendurch einfach ein paar Röschen Brokkoli mit ein paar Mandeln und finden das köstlich. Sein Vitamin-C-Gehalt ist sehr hoch und seine sekundären Pflanzenstoffe schützen vor Entzündungen und Krebs.

Chicorée bereite ich ebenfalls im Dünsteinsatz zu und reibe dann etwas frische Muskatnuss darüber, plus Pfeffer und Salz. Herrlich! Das lichtempfindliche Wintergemüse ist leider etwas kostspieliger – dafür aber reich an Bitterstoffen, die die Magensäureproduktion anregen und die Fettverdauung verbessern können.

Ingwer habe ich immer reichlich zu Hause. Ich reibe ihn für schnell gedünstetes Gemüse, ich hacke ihn ganz fein für Currys oder zur Geschmacksintensivierung bei rasch angebratenem Gemüse – oder ich gieße mir mittags einen schönen, durchblutungsfördernden Tee mit einem Schuss Zitronensaft auf. Von Ingwer ist ja längst bekannt, dass er entzündungshemmend wirkt und jede Menge Pflanzenstoffe enthält. In der traditionellen chinesischen Medizin gilt er als wärmendes Heilmittel.

Pastinaken sind Wunderwurzeln. Ein herrliches Wintergemüse, das fast doppelt so viel Vitamin C enthält wie Möhren und die Weiterleitung von Nerven- und Muskelimpulsen verbessern soll. Außerdem enthalten Pastinaken jede Menge Eisen und Zink und gelten als leberunterstützend.

Rote Bete ist natürlich die Königin unter den Knollen. Sie steckt voller Antioxidantien, wodurch sie die Zellen und die Gefäße schützt. Sie senkt den Blutdruck und steigert die Leistung bei Sportlern. Rote Bete soll sogar dabei helfen, Leberzellen zu regenerieren. Vom täglichen Verzehr wird wegen des Nitratgehalts allerdings abgeraten. Für einen Salat verwende ich gerne frische Knollen, für einen köstlichen Aufstrich erlaube ich mir auch mal die vakuumverpackte Variante.

Avocado ist natürlich ein Streitthema. Denn: Wir alle wissen, dass es Unmengen an Wasser braucht, um Avocados heranzuziehen.

Für 1 Kilogramm Avocados werden ungefähr 1000 Liter Wasser benötigt. Zum Vergleich: Für 1 Kilogramm Rindfleisch werden im Durchschnitt 15.400 Liter Wasser benötigt. Also mehr als 15-mal so viel. Beides ist beängstigend. Dennoch esse ich mit besserem Gewissen eine Avocado als ein Steak.

Spinat ist sehr köstlich. Das finde ich schon immer und daran wird sich auch nie etwas ändern. Meine Mutter macht den besten, den allerbesten Spinat weltweit. Spinat ist absolut kalorienarm, seine Antioxidantien geben Zellschutz, und er ist reich an Mineralstoffen, wie zum Beispiel Eisen, und verschiedenen Vitaminen. Schon mit 100 Gramm Spinat kann man seinen Tagesbedarf an Vitamin A decken.

Brunnenkresse ist auch so etwas Feines! Sie gilt als das gesündeste Lebensmittel der Welt. Zumindest haben US-Forscher sie so bezeichnet, nachdem sie die Pflanzeninhaltsstoffe von insgesamt 47 Obst- und Gemüsesorten untersucht haben. Brunnenkresse enthält alle relevanten Nährstoffe – um den kompletten Tagesbedarf zu decken, müsste man allerdings ein ganzes Kilogramm essen. Aber eine Handvoll davon tut unserem Körper bestimmt auch schon sehr gut!

Kräuter nutze ich sehr gerne zum Verfeinern verschiedenster Speisen. Manchmal – wenn es sehr schnell gehen muss – freue ich mich, dass es die Italienischen- und auch die Gartenkräuter aus der Tiefkühltruhe gibt. Wenn ich mehr Zeit habe, hacke ich sämtliche Kräuter selbst. Meiner Mutter habe ich früher fasziniert dabei zugesehen, wie schnell und fein sie das konnte. Dazu hat sie mir erzählt, wie gesund Kräuter sind. Petersilie verbessert aufgrund ihres Vitamin-C-Gehalts beispielsweise die Eisenaufnahme. Basilikum ist kalziumreich und soll Osteoporose vorbeugen.

Kartoffeln enthalten nach dem Abkühlen viel resistente Stärke. Stärke ist wahnsinnig gesund, sie versorgt Buttersäurebildner (Bakterien) im Darm, die wiederum die Darmschleimhaut ernähren. Dies schützt vor Entzündungen und erhält eine gesunde Darmflora. Hinzu kommt, dass Kartoffeln einfach sehr gut schmecken. Sogar abgekühlt und mit einer kleinen Prise Salz.

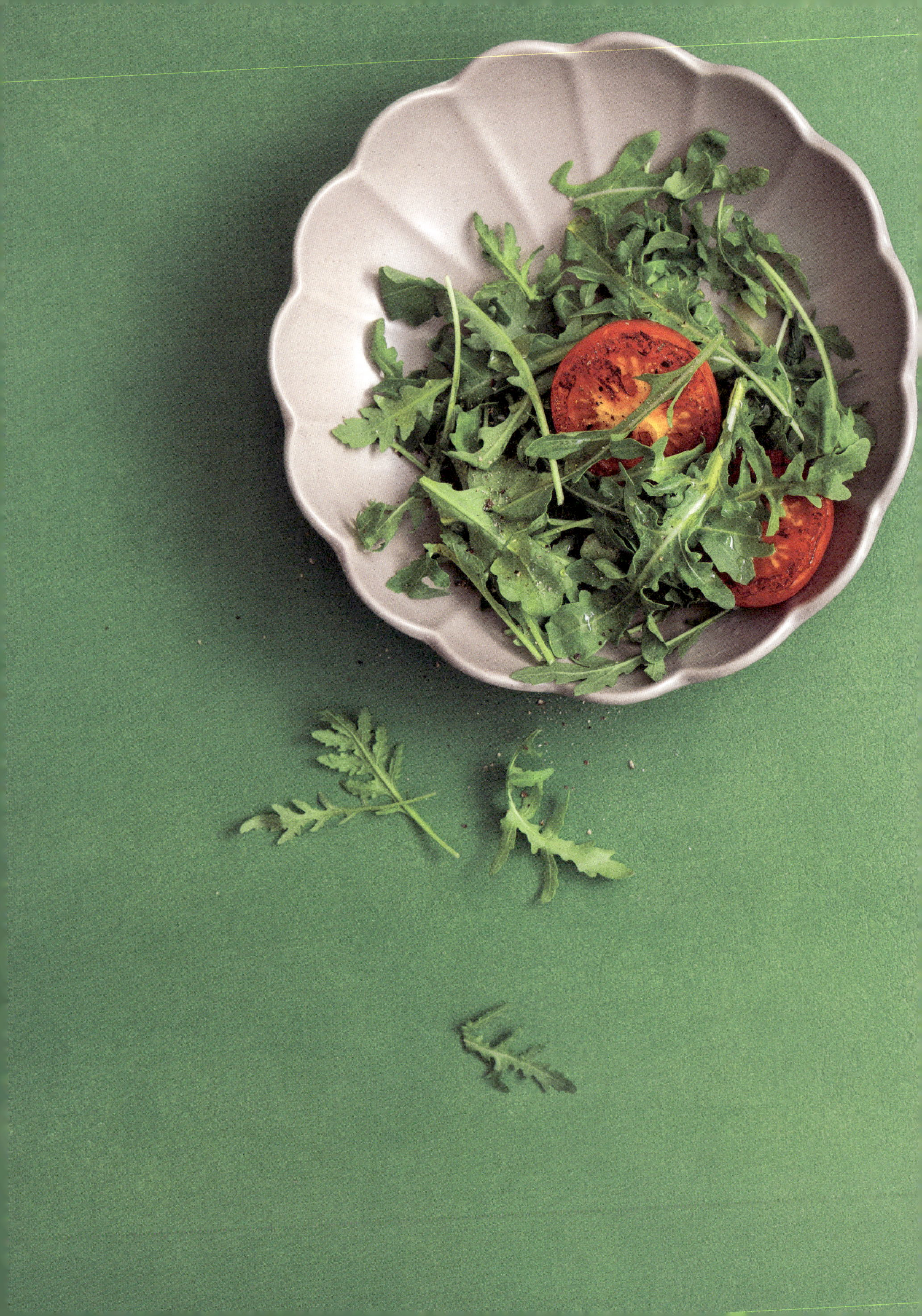

LEICHT & FRISCH

Unkomplizierte Rezepte für jeden Tag

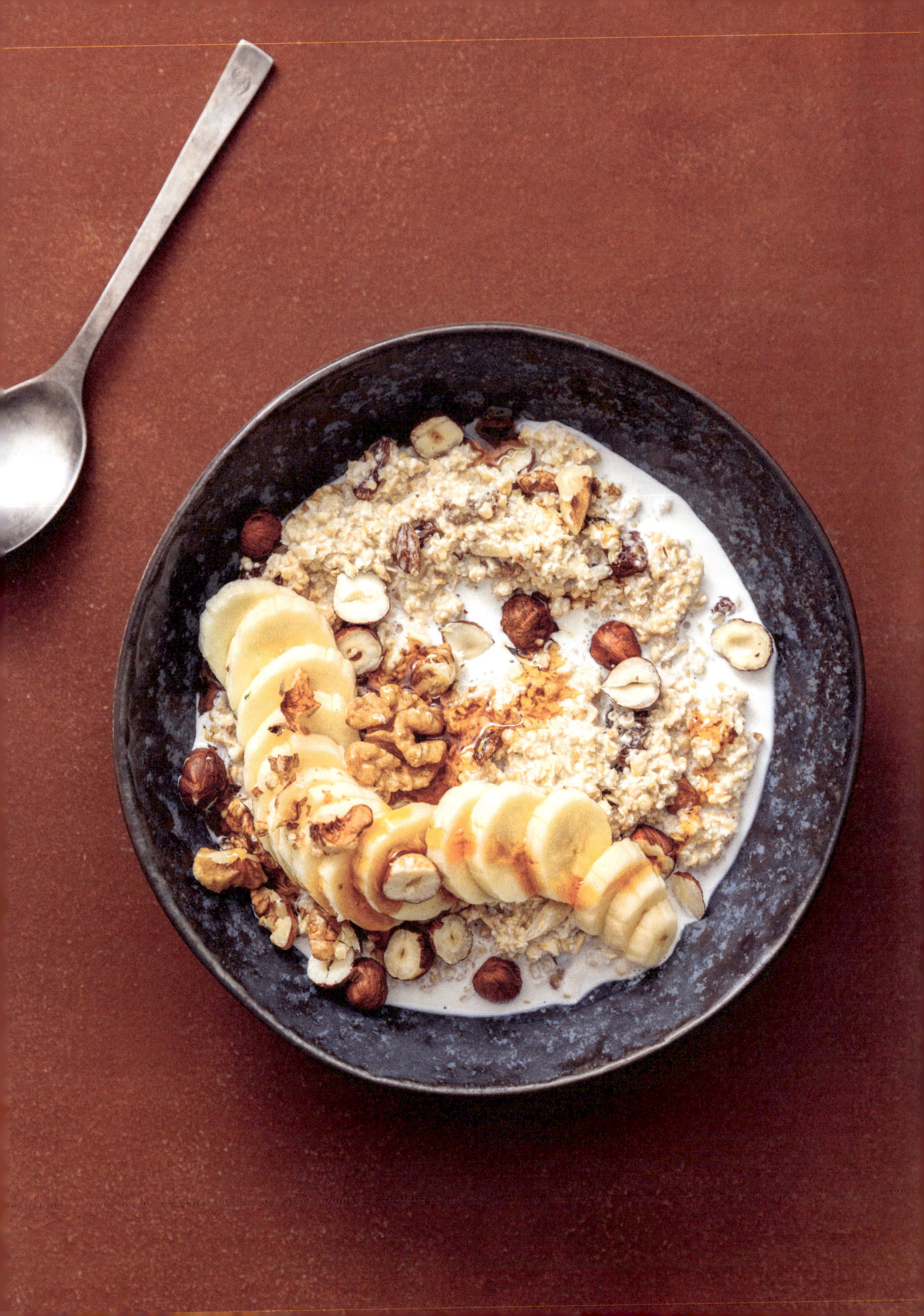

BIRCHER MÜSLI MIT BANANE

Vor Jahrzehnten habe ich in der Schweiz mein erstes echtes Bircher Müsli gegessen. Es war so unvergesslich, wie der erste Cappuccino, den ich mit Anfang zwanzig an einem kleinen Bahnhof in Umbrien nach einer ziemlich anstrengenden Bahnfahrt in einem überfüllten Liegewagen getrunken hatte. Diese vegane Bircher-Müsli-Variante kommt meinem ersten Bircher Müsli schon sehr nah, wie ich finde.

Für 2 Personen

100 g feine Haferflocken
250 ml Mandeldrink
2–3 EL Sultaninen
2 EL gehackte Nüsse (Haselnuss, Walnuss, Mandelstifte)
1½ rote Äpfel (Gala oder Cox Orange)
etwas Zitronensaft
2–3 EL vegane Sahne (z. B. Hafer Cuisine)
1 Banane
1–2 TL Ahornsirup

Die Haferflocken in einer verschließbaren Glasschale mit dem Mandeldrink vermengen, die Sultaninen und die gehackten Nüsse dazugeben. Die Äpfel waschen, entkernen, ungeschält reiben und unterheben. Die Schüssel abgedeckt über Nacht in den Kühlschrank stellen.

Kurz vor dem Verzehr die gequollenen Haferflocken mit etwas Zitronensaft und veganer Sahne abschmecken und auf zwei Schüsseln verteilen. Die Banane schälen und in Scheiben schneiden, auf dem Bircher Müsli anrichten und mit Ahornsirup beträufelt servieren.

Alle Müslis und Porridges können mit Hafer- oder Mandeldrink angesetzt werden. Ich wechsle gerne. Mandeldrink enthält weniger Kohlenhydrate als Haferdrink, dafür aber auch weniger Nährstoffe.

TOFURÜHREI MIT AVOCADO UND TOMATE

Ich gebe zu, lange habe ich mich davor gescheut, aus Tofu ein Rührei herzustellen. Das kam mir reichlich abwegig vor. Schließlich habe ich als Kind von meiner Mutter gezeigt bekommen, wie man ein wirklich sehr gutes Rührei macht. Und meine Mutter hatte es von ihrer Mutter gelernt. Inzwischen beherrscht auch mein 11-jähriger Sohn diese Kunst. Aber er findet, dass mein Tofu-Rührei ziemlich nah ans Original herankommt.

Für 2 Personen

200 g Tofu natur
1 EL Kokosöl
2 EL vegane Sahne
(z. B. Soja Cuisine)
½ TL gemahlene Kurkuma
frisch gemahlener Pfeffer
½ TL Kala Namak
1 Msp. mittelscharfer Senf
1 Avocado
2–3 Strauchtomaten

Den Tofu auf einem Teller mit einer Gabel zerkrümeln und in einer Pfanne im Kokosöl gut anbraten.

Die vegane Sahne mit Kurkuma, Pfeffer, Senf und Kala Namak verrühren, in die Pfanne geben und weiterbraten, bis sich der Tofu und die Sahne verbunden haben.

Die Avocado schälen und in Scheiben schneiden. Die Tomaten waschen, den grünen Strunk entfernen und in Viertel schneiden. Mit dem Tofurührei auf zwei Tellern anrichten.

Dazu passen Kartoffel- oder Toastbrot (siehe Seite 31 u. 39).

Kala Namak – oder Ayurveda Schwarzsalz – schmeckt nach Ei und gilt aufgrund seines hohen Eisen- und Mineralstoffgehalts als äußerst gesund.

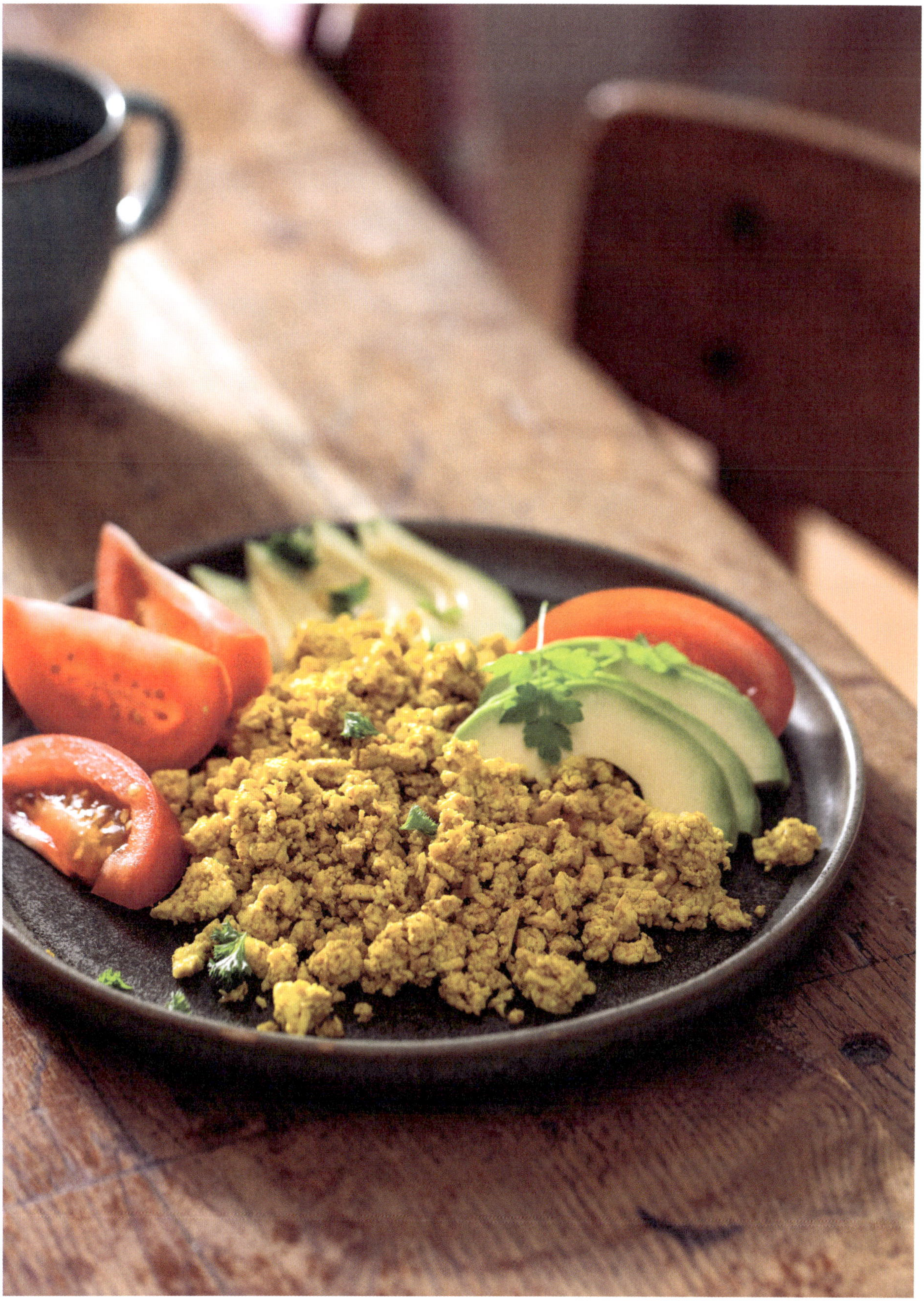

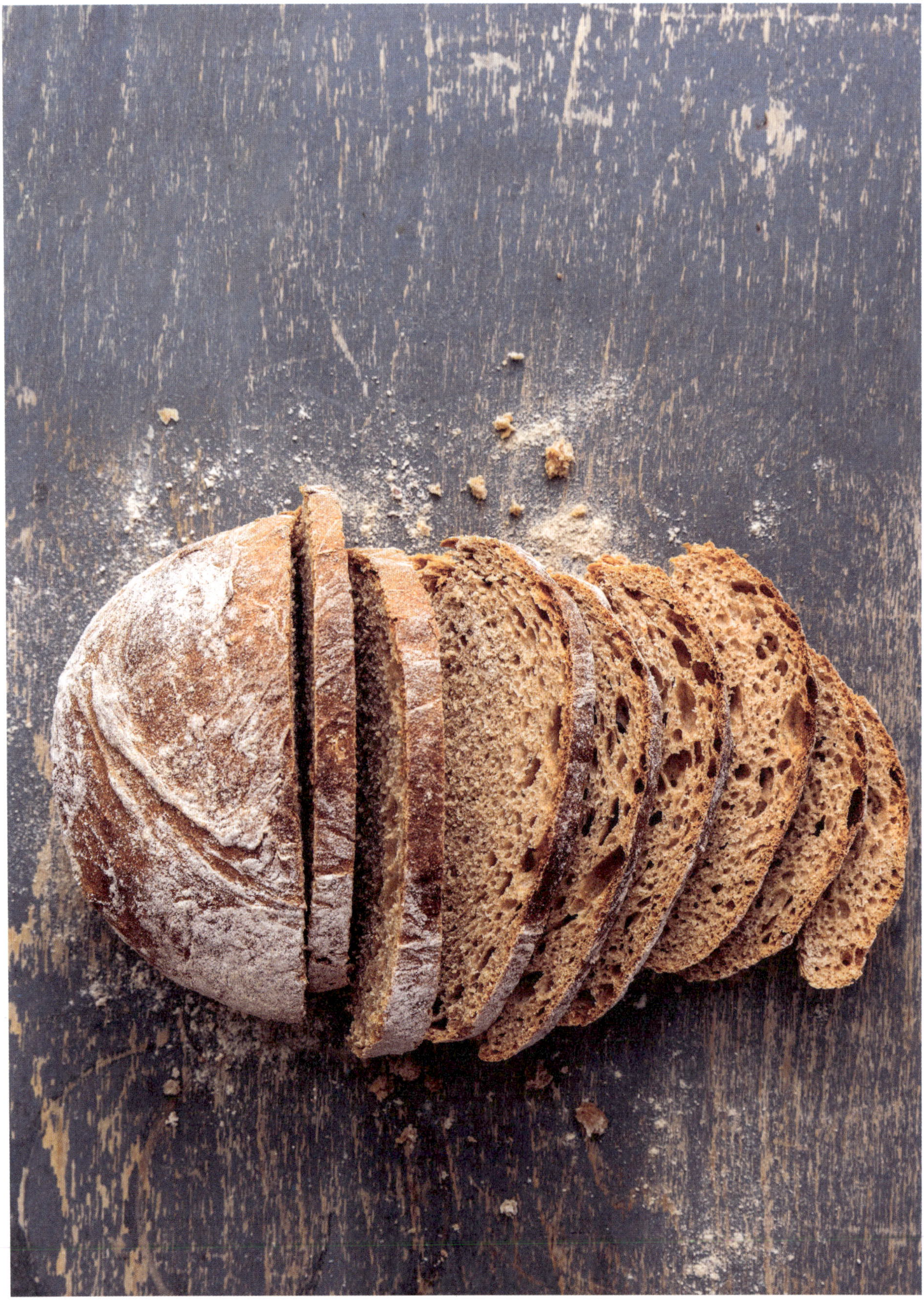

KNUSPRIGES KARTOFFELBROT

In der Grundschule habe ich mein Schulbrot nie gegessen. Es schmeckte nach meinem Schweinsleder-Ranzen und bestand aus ganzen Körnern. Meine Eltern würden jetzt sagen, dass ich maßlos übertreibe. Trotzdem mache ich seitdem einen großen Bogen um allzu körniges Brot. Sofort habe ich wieder diesen säuerlichen Ledergeschmack im Mund. Hingegen könnte ich dieses Kartoffelbrot mit seiner krossen Kruste im Ganzen verschlingen.

Für 1 Laib

300 g festkochende Kartoffeln
2 TL Salz
50 ml lauwarmes Kartoffelwasser
1 gestr. EL Trockenhefe
1½ EL Olivenöl
330 g Dinkelvollkornmehl + ggf. etwas mehr zum Verarbeiten

Die Kartoffeln schälen, in ca. 1,5 cm große Würfel schneiden und in ausreichend Wasser mit 1 TL Salz in 8–10 Minuten garen. Abgießen und dabei ca. 50 ml Kochwasser auffangen und etwas abkühlen lassen.

Die Kartoffeln abdampfen, abkühlen lassen und zerstampfen (nicht quirlen!). Die Trockenhefe in das lauwarme (!) Kartoffelwasser einrühren, das Olivenöl dazugeben und 10 Minuten quellen lassen. Dann das Hefewasser mit den Kartoffeln in einer Rührschüssel gut vermischen.

Das Mehl mit 1 TL Salz vermengen und zu dem Kartoffelgemisch geben. Anfänglich 2–3 Minuten langsam, dann ca. 5 Minuten bei mittlerer Geschwindigkeit kneten. (Der Teig ist zuerst recht trocken und krümelig, wird aber stetig weicher – nicht zu eilig zusätzliches Wasser hinzufügen! Er sollte nicht zu sehr kleben; falls nötig, etwas Mehl unterarbeiten.)

Die Schüssel mit einem Küchenhandtuch abdecken und den Teig 30 Minuten gehen lassen. Ggf. noch einmal mit etwas Mehl bestäuben und kurz durchkneten, dann wieder abdecken. Nochmals 30 Minuten gehen lassen. Unterdessen den Backofen auf 190 °C (Ober-/Unterhitze) vorheizen. Unten in den Ofen eine Schale mit Wasser stellen, damit die Kruste schön kross wird.

Den Teig, zu einem Laib geformt, auf ein mit Backpapier ausgelegtes Backblech geben. Im heißen Ofen auf mittlerer Schiene 45 Minuten backen. Das Brot sollte leicht hohl klingen, wenn man darauf klopft. Den Laib etwas auskühlen lassen, bevor das Brot angeschnitten wird.

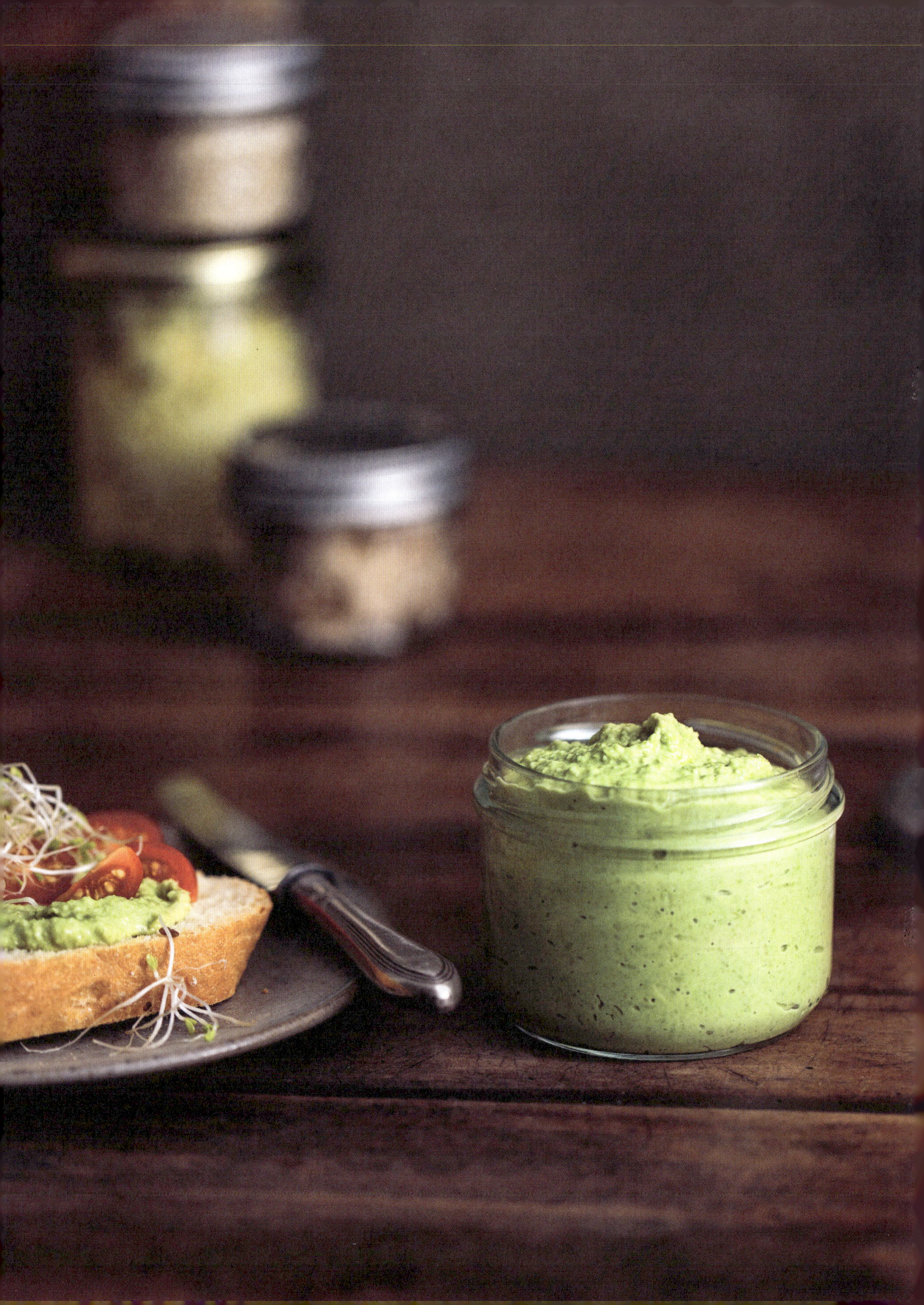

PIKANTE BROTAUFSTRICHE

Eines Tages kam meine Mutter mit einem seltsamen Gerät nach Hause. Ein Topf, dessen Boden ein Sieb war und darin steckte eine Kurbel. Meine Mutter kippte gekochte Erbsen hinein und präsentierte uns kurz darauf den feinsten, grünsten Erbsenaufstrich. Seitdem weiß ich, dass es fast nichts gibt, aus dem sich kein herrlicher Brotaufstrich machen lässt.

Für je 2 Personen

ERBSENAUFSTRICH

1 kleine Schalotte
1 kleine Kartoffel (50 g)
½ EL Olivenöl
100 g Erbsen (TK)
100 ml Gemüsebrühe
½ TL Agavensirup
50 g veganer Frischkäse (auf Mandel- oder Cashewbasis)
1 EL Meerrettich (Glas)
Salz
frisch gemahlener Pfeffer

Die Schalotte schälen und fein würfeln. Die Kartoffel schälen und würfeln. Das Olivenöl in einem kleinen Topf erhitzen, Schalotten- und Kartoffelwürfel darin anbraten. Die Erbsen hinzufügen und mit der Gemüsebrühe aufkochen. Dann mit geschlossenem Deckel 10 Minuten leise köcheln lassen.

Die Erbsen abgießen, dabei etwas Brühe auffangen und abkühlen lassen. Die Erbsen mit Agavensirup, veganem Frischkäse und Meerrettich in einen Rührbecher geben und fein pürieren. Sollte die Konsistenz zu fest sein, kann etwas Brühe hinzugegeben werden. Mit Salz und Pfeffer abschmecken und im Kühlschrank durchziehen lassen – gerne auch über Nacht.

Zwei Scheiben Brot mit Erbsenaufstrich bestreichen. 2–3 Cherrytomaten in Viertel schneiden und mit ½ Handvoll Sprossen darauf anrichten – schmeckt köstlich!

Grundsätzlich verzichte ich auf Zucker – doch manchmal braucht es eben doch etwas Süße, um eine gewisse Mehrschichtigkeit im Geschmack zu erreichen. Agavensirup lässt den Blutzuckerspiegel längst nicht so schnell ansteigen wie Haushaltszucker.

ROTE-BETE-AUFSTRICH

125 g vorgegarte, vakuumierte Rote Bete
30 g Pinienkerne
1½ EL Meerrettich (Glas)
½ EL Weißweinessig
1½ EL Olivenöl
½ EL Walnussöl
1½ EL Zitronensaft
½ EL Apfelmus
Salz
frisch gemahlener Pfeffer

Die Rote Bete in Stücke schneiden und mit den weiteren Zutaten pürieren. Mit Salz und Pfeffer abschmecken.

Es ist natürlich längst bekannt - trotzdem weise ich noch einmal darauf hin: Der Saft der Roten Bete färbt extrem. Wer nach der Zubereitung keine roten Hände möchte, trägt lieber Küchenhandschuhe.

EIAUFSTRICH

200 g Kichererbsen (Glas)
2 TL Olivenöl
1 TL Senf
⅔ TL Kala Namak (siehe Seite 28)
frisch gemahlener Pfeffer
1 Prise geräuchertes Paprikapulver (optional)

Die Kichererbsen abgießen und in einem Sieb abspülen. Kichererbsen, Olivenöl, Senf und Kala Namak grob pürieren und den Aufstrich mit Pfeffer und Paprikapulver nach Belieben abschmecken. Im Kühlschrank durchziehen lassen.

Der Aufstrich schmeckt besonders gut, wenn er mit je 1 TL frisch geschnittenem Schnittlauch bestreut wird.

VEGANE LEBERWURST

1 rote Zwiebel
1 säuerlicher Apfel
50 g Tofu natur
½ EL Kokosöl
2 TL Kokosblütenzucker
175 g Kidneybohnen (Glas)
1 EL Tomatenmark
½–1 TL gerebelter Majoran
½ TL gerebelter Thymian
1 Prise gemahlener Koriander
1 Prise gemahlene Muskatnuss
Salz
frisch gemahlener Pfeffer
1 TL Coco Aminos (optional, siehe Seite 19)

Die Zwiebel schälen und klein hacken, den Apfel in Spalten schneiden, den Tofu in einer Tofupresse auspressen. In einer Pfanne das Kokosöl erhitzen. Zwiebel und Apfel anbraten, bis sie gar sind, mit Kokosblütenzucker bestreuen, karamellisieren lassen und vom Herd nehmen.

Die Kidneybohnen abgießen und kurz abspülen. Den Tofu in Stücke schneiden. Beides in einen Rührbecher geben, Tomatenmark und Apfel-Zwiebel-Gemisch zufügen, alles grob pürieren. Mit Majoran, Thymian, den anderen Gewürzen, Salz und Pfeffer abschmecken, nach Belieben Coco Aminos dazugeben. So lange pürieren, bis in der Masse nur noch kleine Stückchen zu sehen sind.

Die vegane Leberwurst in eine verschließbare Glasschüssel füllen und vor der Verwendung mindestens 30 Minuten im Kühlschrank kalt stellen.

Coco Aminos ist eine Würzsoße – ähnlich wie Sojasoße –, die aus Kokosblütennektar und Meersalz hergestellt wird. Ich wechsle gerne zwischen beiden. Coco Aminos schmeckt etwas süßlicher.

Wer viel verarbeitetes Fleisch isst, der riskiert gesundheitliche Probleme. Beim Räuchern oder Pökeln entstehen krebserregende Stoffe. Die gute Nachricht ist: Die vegane Leberwurst kann womöglich Leben verlängern.

Dazu passen sehr gut kleine Gewürzgurken und getoastetes Toastbrot (siehe Seite 39).

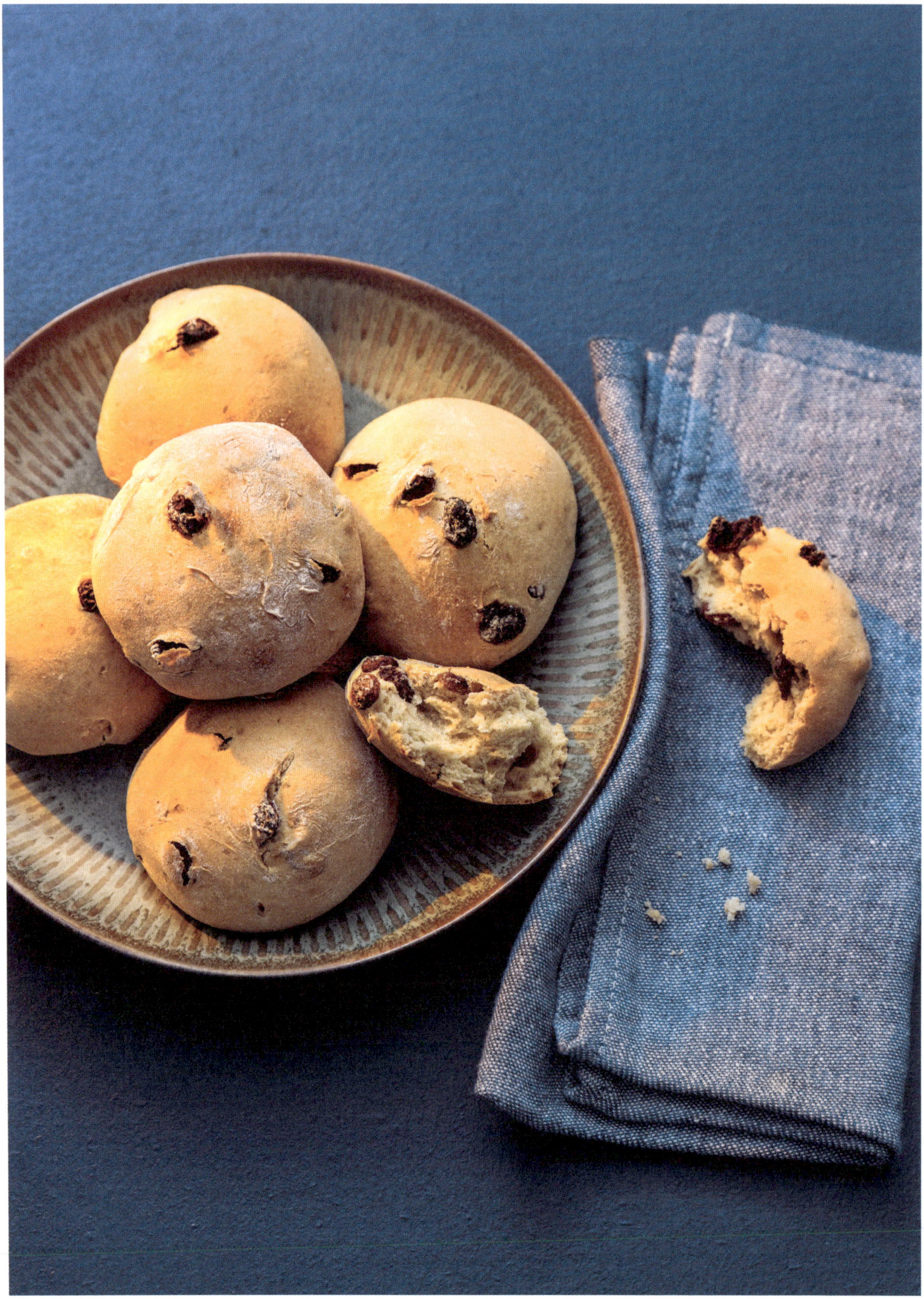

ROSINENBRÖTCHEN

Zu diesen Rosinenbrötchen gibt es nicht viel zu sagen, außer: Es sind die besten veganen Rosinenbrötchen (die ich kenne). Wer abnehmen will, sollte sie nur backen, wenn ausreichend Esser anwesend sind.

Für 6 Stück

250 g Dinkelmehl Type 630 + etwas mehr zum Verarbeiten
½ TL Salz
½ TL gemahlene Vanille
10 g Backpulver
25 g Kokosöl
ca. 130 ml Haferdrink
100 g Sultaninen

Den Backofen auf 190 °C (Ober-/Unterhitze) vorheizen. Mehl, Salz, Vanille und Backpulver in eine Rührschüssel geben und vermischen. Das Kokosöl vorsichtig in einem Topf erwärmen, flüssig werden lassen und mit dem Haferdrink mischen. Das Gemisch zu den trockenen Zutaten geben und rasch unterkneten. Zum Schluss die Sultaninen dazugeben und unterheben.

Anschließend aus dem noch etwas klebrigen Teig mit bemehlten Händen sechs gleich große Brötchen formen und auf ein mit Backpapier ausgelegtes Blech geben. Eine kleine Schale mit Wasser unten in den Ofen stellen. Die Brötchen auf mittlerer Schiene im heißen Ofen 15 Minuten backen und vor dem Servieren etwas abkühlen lassen.

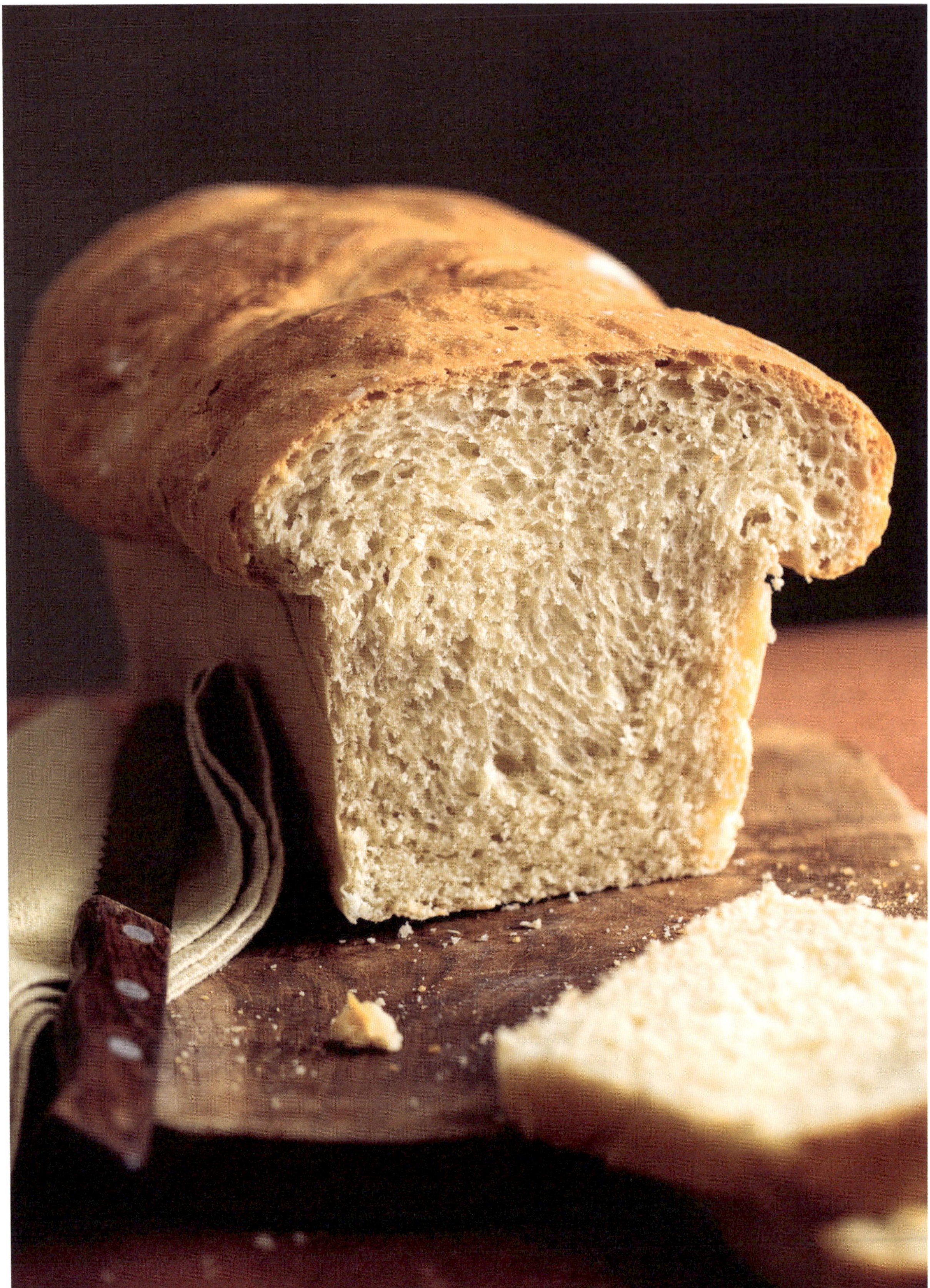

GEFLOCHTENES TOASTBROT

Seit meiner Kindheit backe ich gerne. Als Mutter wurde Backen zu einer regelrechten Leidenschaft. Meine Familie kann das bezeugen. Als mein Mann und ich Veganer wurden, dachte ich: Das war´s dann wohl mit meiner Leidenschaft. Aber nichts da! Viele Backrezepte lassen sich problemlos umwandeln. Dieses Toastbrot schmeckt im Grunde genommen sogar noch besser als sein Original!

Für 1 Zopf

- 800 g Dinkelmehl Type 630 + etwas mehr zum Verarbeiten
- 3 gestr. TL Salz
- 250 ml lauwarmer Barista-Haferdrink
- 250 ml lauwarmes Wasser
- 42 g frische Hefe (1 Würfel)
- 100 g weiche vegane Butter

Mehl und Salz in einer Schüssel verrühren. Barista-Haferdrink mit Wasser vermischen. Die Hefe zerbröseln und darin auflösen.

In die Mehlmischung eine Mulde drücken, die vegane Butter in Flöckchen darum setzen. Hefegemisch in die Mulde geben und mit Mehl und Butter langsam verkneten, bis ein glatter Teig entsteht. Sollte er zu feucht sein, etwas Mehl hinzufügen. Evtl. mit den Händen noch einmal durchkneten und zu einer Kugel formen.

Die Rührschüssel mit einem Küchenhandtuch abdecken und den Teig an einem warmen Ort 30 Minuten gehen lassen, bis sich seine Größe verdoppelt hat. Den Teig auf einer bemehlten Arbeitsfläche durchkneten und in drei gleich große Teile teilen. Daraus Stränge rollen und diese zu einem Zopf flechten. Eine Kastenform (30 cm lang) mit Backpapier auslegen, den Zopf hineingeben, mit dem Küchenhandtuch zudecken und erneut 45–60 Minuten gehen lassen.

Unterdessen den Backofen auf 200 °C (Ober-/Unterhitze) vorheizen. Das Toastbrot im heißen Ofen 50 Minuten auf der mittleren Schiene backen.

Veganer Butterersatz enthält leider viele gesättigte Fettsäuren, weswegen ich ihn fast nur zum Backen verwende. Hingegen wirken sich Cashew- oder Mandelmus wiederum sehr positiv auf die Cholesterinwerte aus.

WALDORFSALAT

Früher hatten wir ein Kochbuch mit Rezepten aus aller Welt. Darin war ein wunderschönes Bild von einer Schüssel mit Waldorfsalat. Wenn meine Mutter abends im Chor gesungen hat, habe ich mir schnell mal eine Portion gemacht. (Meine Mutter hatte etwas gegen Mayonnaise.) Mein Mann isst ihn am liebsten mit Dosenmandarinen. (Aber gegen die habe ich etwas.) Also kommt für ihn eine frische obendrauf. Ich esse lieber das Original.

Für 2 Personen

Für den Salat
100 g Knollensellerie, geschält
1½ Äpfel (Boskop oder Falstaff)

Für das Dressing
2½ EL vegane Mayonnaise
50 ml vegane Sahne
1–2 TL Zitronensaft
Salz
Cayennepfeffer

Außerdem
1 Mandarine (optional)
50 g gehackte Walnüsse

Für den Salat den Sellerie raspeln. Die Äpfel waschen und ebenfalls grob raspeln.

Für das Dressing die Mayonnaise mit veganer Sahne, Zitronensaft, Salz und Cayennepfeffer verquirlen. Sellerie und Apfel mit dem Dressing vermischen und im Kühlschrank 30 Minuten durchziehen lassen.

Die Mandarine schälen und zerteilen. Den Waldorfsalat mit Walnüssen bestreut und nach Belieben mit Mandarinenstücken garniert servieren.

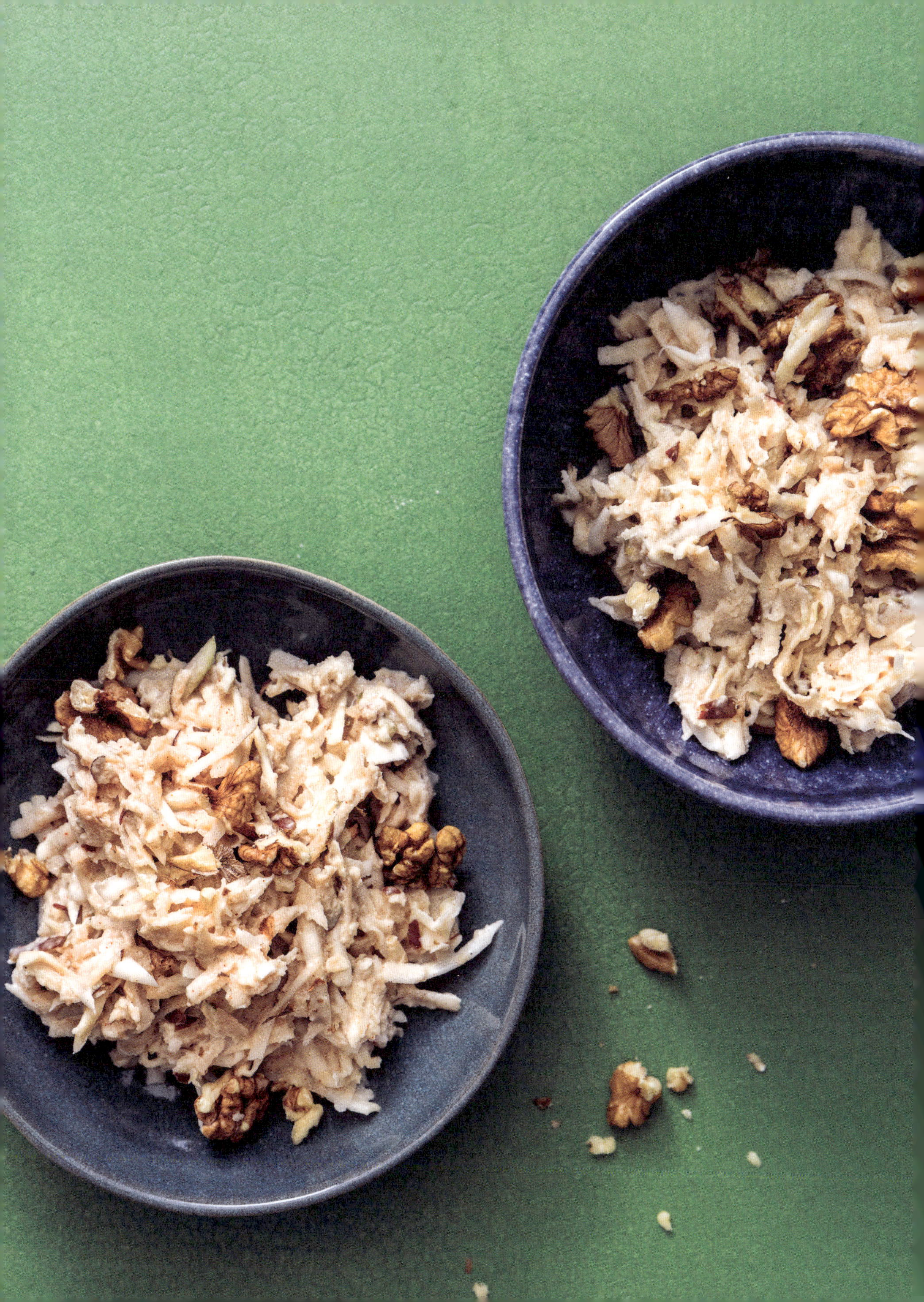

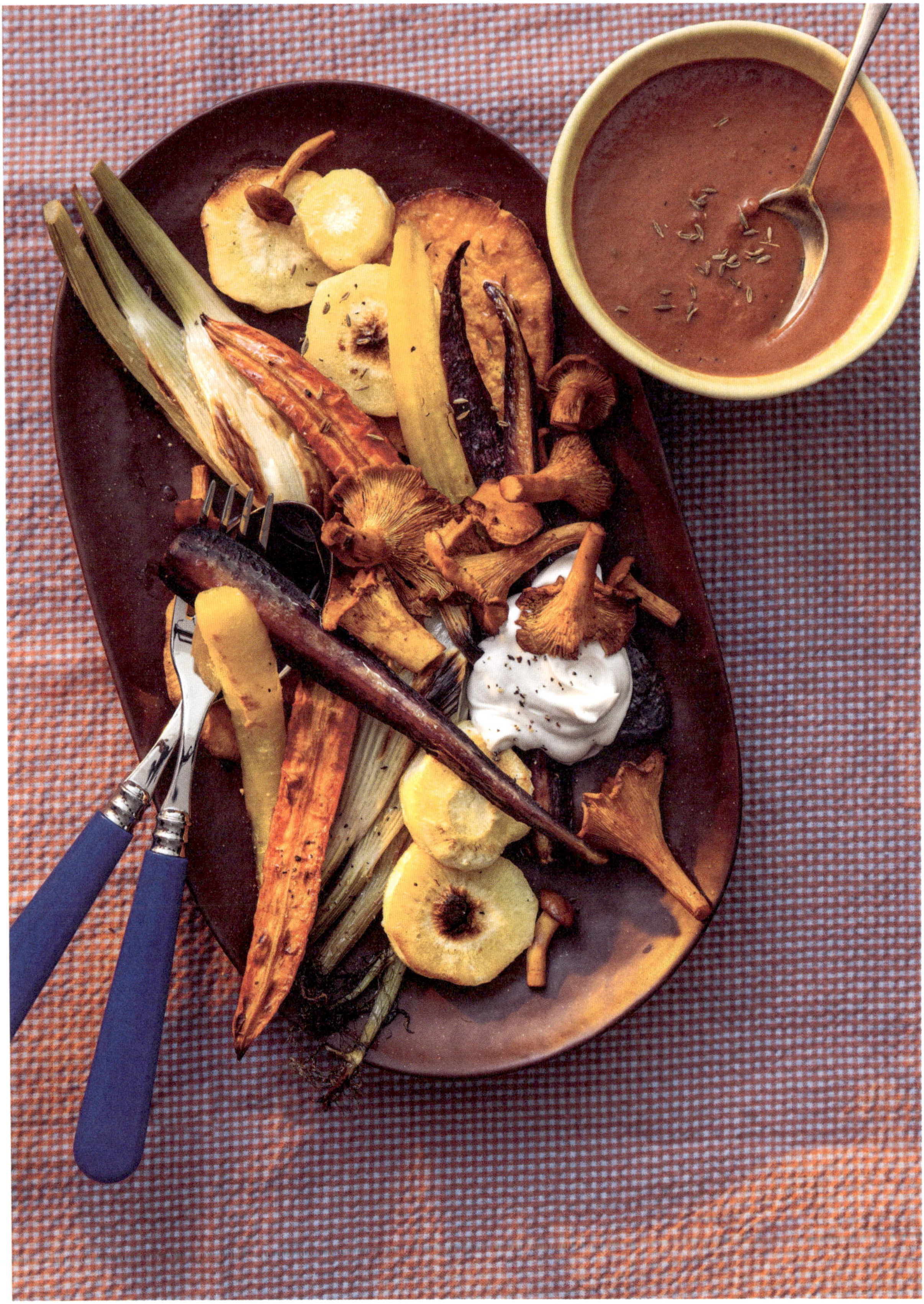

OFENGEMÜSE MIT SCHARFER SCHOKOLADENSOSSE

Manchmal, oder auch etwas öfter, habe ich tagsüber nicht viel Zeit, ein ordentliches Mittagessen zu kochen. Dann mache ich gerne ein Blech mit Ofengemüse. Ich sage mir: Hauptsache eine Menge sekundärer Pflanzenstoffe. Sie sollen vor verschiedenen Krebsarten schützen und haben eine entzündungshemmende sowie antibakterielle Wirkung. Wenn es ganz schnell gehen muss, zerdrücke ich dazu eine Avocado mit Zitrone und etwas Kreuzkümmel oder ich mische das Dressing vom gebackenen Kürbis an (siehe Seite 46).

Für 2 Personen

Für das Ofengemüse
1 mittelgroße Süßkartoffel
2 Pastinaken
4–5 Urmöhren
2 Fenchel
2 EL Olivenöl
Salz
frisch gemahlener Pfeffer
200 g Pfifferlinge

Für die Schokoladensoße
1 EL Roh-Kakaopulver
100 ml heißes Wasser
1 rote Zwiebel
1 EL Olivenöl
1½ TL gemahlener Zimt
2 TL gemahlener Kreuzkümmel
2 TL gemahlener Koriander
400 g stückige Tomaten (Dose)
1 TL scharfe oder sehr scharfe Sriracha-Soße
½ EL Ahornsirup
Salz
frisch gemahlener Pfeffer

Außerdem
100 g veganer Frischkäse (auf Mandel- oder Cashewbasis)

Für das Ofengemüse den Backofen auf 200 °C (Ober-/Unterhitze) vorheizen. Süßkartoffel, Pastinaken und Urmöhren waschen, schälen und in fingerdicke Stücke schneiden. Den Fenchel waschen, vierteln und innen den Strunk herausschneiden. Alles in einer Schüssel in Olivenöl, Salz und Pfeffer marinieren und auf einem Backblech verteilen. Im heißen Ofen 25–30 Minuten garen. Die Pfifferlinge in der Zwischenzeit putzen und mit dem restlichen Gemüse weitere 10–15 Minuten im heißen Ofen rösten.

Für die Schokoladensoße den Kakao im heißen Wasser auflösen. Die Zwiebel schälen, würfeln und in einem Topf in dem Olivenöl kräftig anbraten. Zimt, Kreuzkümmel und Koriander darübergeben und weiter anbraten. (Vorsicht, verbrennt leicht!) Die stückigen Tomaten und das Kakaogemisch dazugeben. Mit Sriracha-Soße, Ahornsirup, Salz und Pfeffer abschmecken. Den Topf von der Kochstelle nehmen und alles pürieren. Die Soße dann 8 Minuten einköcheln lassen.

Das Ofengemüse auf zwei Tellern anrichten. Die Schokoladensoße und den veganen Frischkäse dazu reichen.

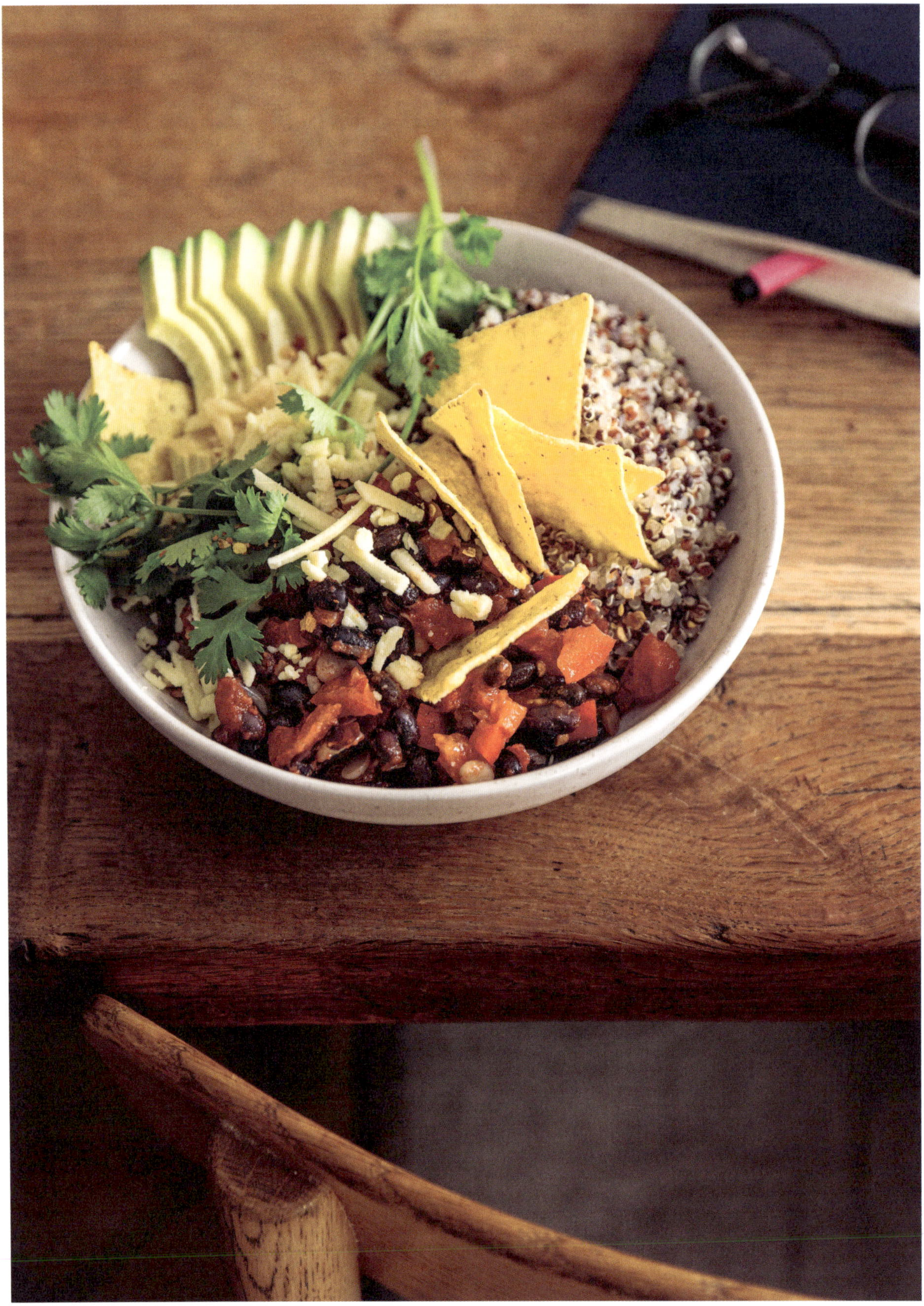

TACO-BOWL MIT QUINOA UND SCHWARZEN BOHNEN

Als kleiner Junge hatte mein ältester Sohn schon ein gewisses Faible für mexikanische Gerichte. Von seinen späteren Kochkünsten inspiriert, habe ich es mal mit einer Bowl mit schwarzen Bohnen und etwas Chili probiert. Ich finde die Kombination mit der sehr gesunden Quinoa köstlich und sehr eiweißreich. Mein Sohn würzt sie noch mit extra scharfer Soße.

Für 2 Personen

80 g bunte Quinoa
1 kleine rote Zwiebel
1 EL Kokosöl
2 EL Tomatenmark
1 TL geräuchertes Paprikapulver
1 rote Paprika
2 Tomaten
50–80 ml Gemüsebrühe
150 g schwarze Bohnen (Glas)
frisch gemahlener Pfeffer
1 Avocado
einige Blätter frischer Koriander
10 Mais-Tacos
50 g veganer Reibekäse (siehe Tipp auf Seite 111)
Chiliflocken (optional)

Die bunte Quinoa nach Packungsanleitung zubereiten und zum Kochen bringen. Die Zwiebel schälen und fein würfeln, in einer Pfanne im heißen Kokosöl anschwitzen, Tomatenmark und Paprikapulver zugeben und ebenfalls anschwitzen. (Vorsicht, verbrennt leicht!) Temperatur runterschalten. Die Paprika putzen, klein würfeln und dazugeben, dann die Tomaten würfeln und mitanschwitzen. Mit Gemüsebrühe aufgießen.

5 Minuten bei offenem Deckel köcheln. Die schwarzen Bohnen abspülen, dazugeben und pfeffern. Weitere 3–5 Minuten leise köcheln lassen, häufig umrühren, bis alles schön sämig ist.

Die Avocado schälen und in Spalten schneiden. Die Korianderblätter nach Belieben hacken. Quinoa auf zwei Schüsseln verteilen, das Gemüse dazugeben. Mit Avocadospalten und Tacos garnieren und mit geriebenem Käse, Koriander und Chiliflocken servieren.

Quinoa ist eine wunderbare Quelle für hochwertiges, pflanzliches Eiweiß. Sie liefert alle wichtigen Aminosäuren, die für unseren Stoffwechsel unerlässlich sind. Das Pseudogetreide ist außerdem reich an Folsäure, Magnesium, Eisen, Zink und Mangan.

KÜRBIS MIT FELDSALAT

»Möchtest du noch ein bisschen Feldsalat?«, höre ich meine Mutter fragen. »Nein, danke!«, höre ich mich sagen. Hätte ich mit vierzehn gewusst, wie gesund Feldsalat ist, hätte ich nicht so leichtfertig abgelehnt. Meine Mutter hat es zwar immer wieder betont, aber damals war mir das egal. Die Blätter sind reich an Vitaminen und sekundären Pflanzenstoffen, sie schützen die Zellen vor freien Radikalen, machen schöne Haut und sind gut für die Knochen.

Für 2 Personen

Für den Salat
1 kleiner Hokkaido-Kürbis
1 EL Olivenöl
Salz
frisch gemahlener Pfeffer
150 g Feldsalat
1 Granatapfel
1 EL Hanfsamen

Für das Dressing
2 EL Balsamico Bianco
2 EL mittelscharfer Senf
1–2 EL Agavensirup
4 EL Omega-3-6-9-Öl

Den Backofen auf 200 °C (Ober-/Unterhitze) vorheizen. Den Hokkaido-Kürbis waschen, halbieren, entkernen und in ca. 1,5 cm dicke Spalten schneiden, mit Olivenöl bepinseln und mit Salz und Pfeffer bestreuen. Die Spalten auf ein mit Backpapier ausgelegtes Backblech legen und auf der mittleren Schiene 30–35 Minuten backen.

Den Feldsalat waschen, trockenschleudern und verlesen. Die Granatapfelkerne aus dem Granatapfel lösen. Kürbis und Feldsalat auf zwei Tellern anrichten, mit den Granatapfelkernen und Hanfsamen bestreuen.

Für das Dressing alle Zutaten miteinander verquirlen und über den Feldsalat und die Kürbisspalten träufeln.

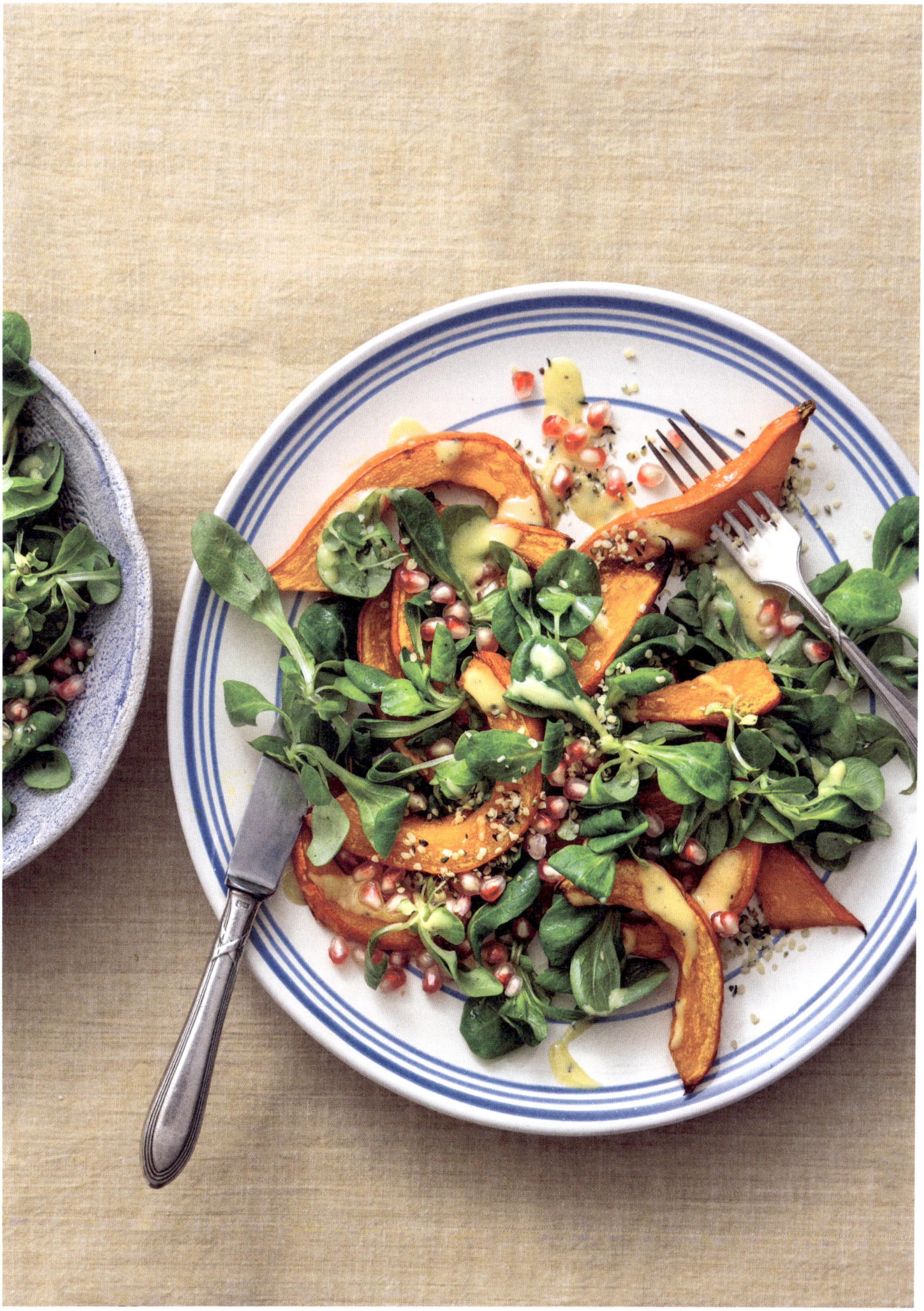

OBST- UND GEMÜSE-BOWL MIT ERDNUSSSOSSE

Mit dieser Bowl habe ich meinen Mann eines Tages überrascht, als er ziemlich überarbeitet war. Wir saßen am Gartentisch, und mein Mann sagte: »Interessant, wie gut Gemüse und Obst zusammenpassen.« Ja, tatsächlich! Diese Wahrheit ist sehr simpel und doch: Wann ist sie uns zum letzten Mal bewusst gewesen?

Für 2 Personen

Für die Bowl
80 g weiße Quinoa
Salz
½ kleiner Blumenkohl
1 große Möhre
8 Champignons
1 EL Kokosöl
frisch gemahlener Pfeffer
1 Avocado
1 Nektarine
100 g Himbeeren

Für die Erdnusssoße
4 EL Erdnussbutter
1 EL Coco Aminos (siehe Seite 19 u. 35)
2½ EL Reisessig
1 EL Kokosblütenzucker
Salz
frisch gemahlener Pfeffer

Außerdem
2–3 EL Salatkernmischung (optional)

Die Quinoa nach Packungsanleitung leicht gesalzen garen. Den Blumenkohl in kleine Röschen zerteilen, die Möhre der Länge nach vierteln und halbieren. Blumenkohl und Möhre im Dünsteinsatz mit geschlossenem Deckel 5–8 Minuten garen.

Die Champignons putzen und in Scheiben schneiden. In einer Pfanne Kokosöl erhitzen, die Pilze scharf anbraten, danach salzen und pfeffern.

Für die Soße Erdnussbutter, Coco Aminos, Reisessig, Kokosblütenzucker und Salz und Pfeffer vermengen, bei Bedarf mit etwas Wasser verdünnen.

Die Avocado schälen und in Spalten schneiden. Die Nektarine waschen und in mundgerechte Stücke zerteilen, die Himbeeren ebenfalls waschen. Quinoa, Gemüse und Champignons mit dem Obst in zwei Schalen anrichten. Nach Belieben mit der Salatkernmischung bestreuen und mit der Erdnusssoße servieren.

Statt der Himbeeren schmecken in dieser Bowl auch Heidelbeeren sehr gut.

Erdnüsse bestehen zu fast 50 Prozent aus Fett, dafür ist der Anteil an ungesättigten Fettsäuren sehr hoch. Das heißt, Erdnüsse helfen, den Cholesterinspiegel zu senken. Außerdem enthalten sie reichlich Vitamine und Proteine.

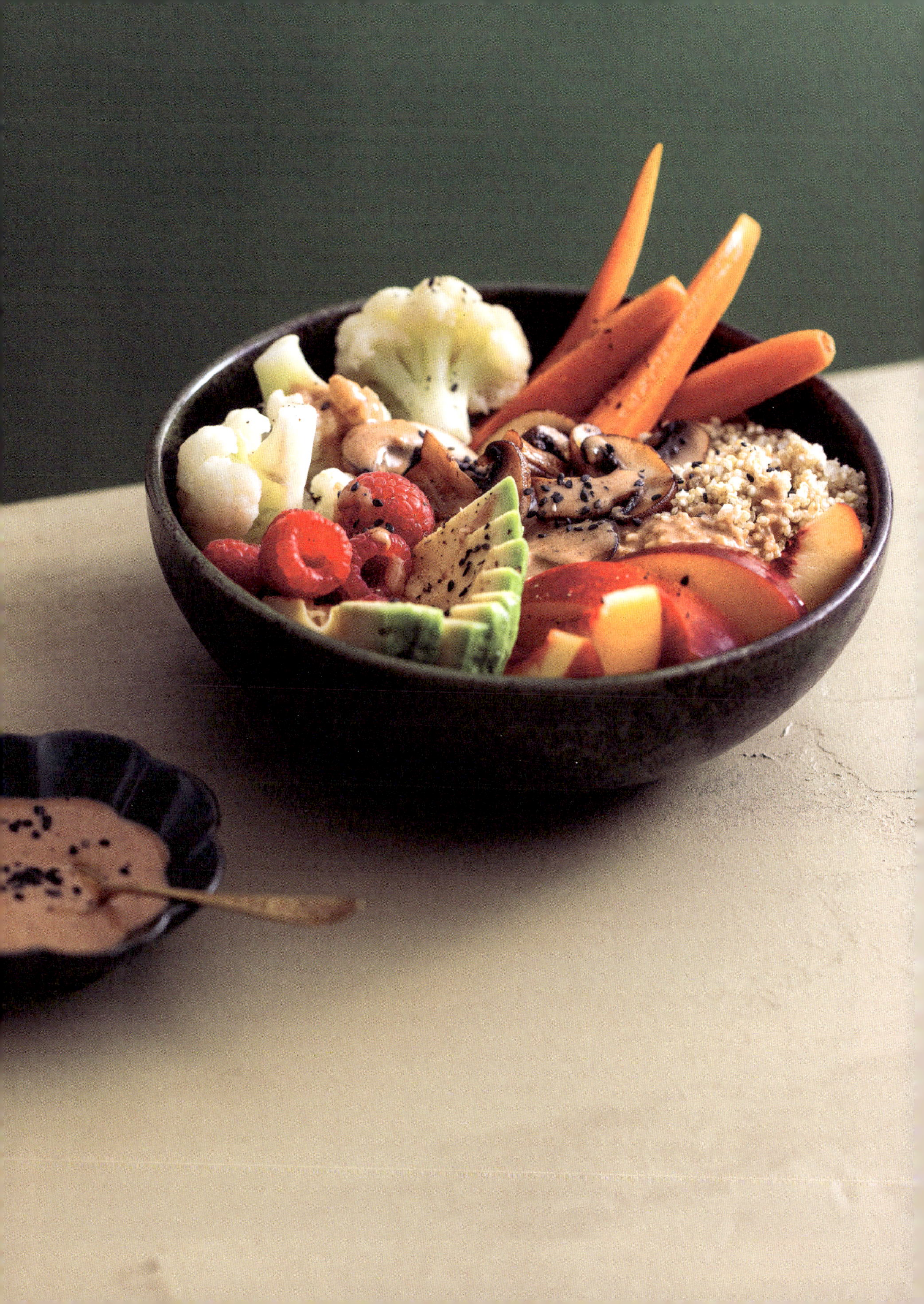

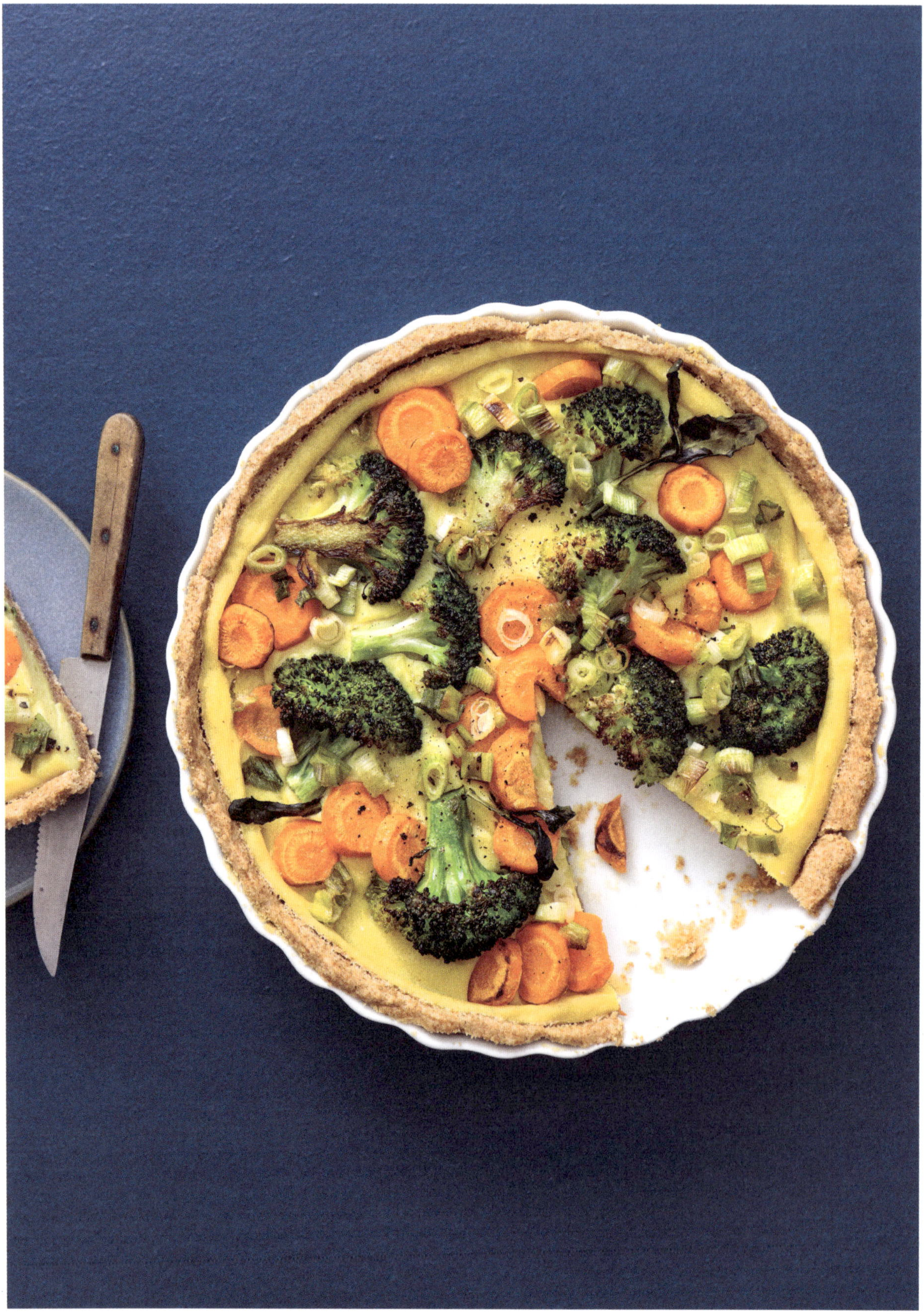

GEMÜSEQUICHE MIT SEIDENTOFU

Eine Quiche gehört spätestens seit den 80er-Jahren zum guten Leben. Damals wurde in unserer Nachbarschaft öfter mal eine Sonntags-Matinee abgehalten. So hieß das, wenn Erwachsene zusammenkamen, um ein bis drei Gläser Weißwein zu trinken. Unterdessen drückten wir Kinder uns um den Tisch mit den Käsestücken und den Weintrauben herum und aßen massenweise Quiche Lorraine mit Eiern, Sahne und Speck. Diese Quiche ist allerdings nicht französisch, sondern eher indisch angehaucht.

Für 4–6 Personen

Für den Mürbeteig
250 g Dinkelvollkornmehl
1 TL Salz
150 g vegane Butter
2 EL vegane Sahne

Für die Füllung
1 Bund Frühlingszwiebeln
2 Möhren
200 g Brokkoli
1–2 EL Kokosöl
1–2 EL Coco Aminos (siehe Seite 19 u. 35)
400 g Seidentofu
2 TL gelbes Currypulver
8 EL Speisestärke
Salz
frisch gemahlener Pfeffer

Für den Teig Mehl und Salz in einer Rührschüssel vermischen. Die vegane Butter in Stücke schneiden und mit der veganen Sahne dazugeben. Alles rasch miteinander verkneten, bis ein glatter Teig entsteht. Evtl. etwas Wasser hinzugeben, sollte der Teig zu trocken sein. Den Backofen auf 200 °C (Ober-/Unterhitze) vorheizen.

Für die Füllung die Frühlingszwiebeln waschen und in Ringe schneiden, die Möhren schälen und in 2–3 mm dicke Scheiben schneiden, den Brokkoli waschen und in kleinere Röschen zerteilen. Das Kokosöl in der Pfanne erhitzen, das Gemüse darin kurz scharf anbraten, die Hitze reduzieren, Coco Aminos hinzufügen, kurz weiterbraten, dann etwas Wasser zum Gemüse geben und mit geschlossenem Deckel ein paar Minuten dünsten, bis das Gemüse bissfest ist. Den Seidentofu mit Curry, Speisestärke, Salz und Pfeffer würzen und mit einem Schneebesen cremig rühren.

Den Teig in eine mit Backpapier ausgelegte Spring- oder Quicheform (ø 22 cm) geben, den Rand etwas hochziehen. Den Seidentofu einfüllen, dann das Gemüse daraufgeben, bis es versinkt. Die Quiche im heißen Ofen auf der mittleren Schiene 30 Minuten backen. Vor dem Servieren kurz abkühlen lassen.

ZWISCHEN-DEN-SOMMERN-SALAT

Bei uns zu Hause gab es früher jeden Abend Salat. Das war eine Selbstverständlichkeit. Ich bin allerdings keine so große Salatesserin – im Gegensatz zu meinem Mann und meinen Kindern. Doch wenn wir heute zu Besuch bei meinen Eltern sind, freue ich mich auf genau diesen Salat. Denn: Er schmeckt nach meiner Kindheit und nach Sommer. Von daher habe ich meine Mutter nach ihrem Rezept gefragt.

Für 2 Personen

Für den Salat
½ Kopfsalat
½ Handvoll Rucola
5 Radieschen
⅕ Salatgurke
3–5 Champignons
6 Strauchtomaten
½ EL Olivenöl
Salz
frisch gemahlener Pfeffer
10 Stängel Schnittlauch
5 Basilikumblättchen
1–2 Stängel Dill
1–2 TL Senf
1–2 EL veganer Frischkäse (auf Mandel- oder Cashewbasis)

Für das Dressing
1 EL Balsamico Bianco
4 EL Olivenöl
Salz
frisch gemahlener Pfeffer

Die Salate gründlich waschen und trocken schleudern. Das Gemüse waschen und trocken tupfen. Den Kopfsalat zerpflücken und mit dem Rucola in eine Salatschüssel geben. Radieschen, Gurke und Champignons putzen, in feine Scheiben schneiden und ebenfalls in die Schüssel geben.

Die Tomaten halbieren, dabei den Strunk entfernen. In einem Topf Olivenöl erhitzen und die Tomaten hineinsetzen. Mit geschlossenem Deckel bei schwacher Hitze kurz schmoren. Etwas salzen und pfeffern.

Schnittlauch, Basilikum und Dill fein hacken und über den Salat streuen. Nun die gedünsteten Tomaten auf den Salat setzen. Senf und veganen Frischkäse in Tupfen gleichmäßig darüber verteilen.

Für das Dressing Balsamico Bianco mit Olivenöl, Salz und Pfeffer verquirlen und zum Schluss über den Salat geben.

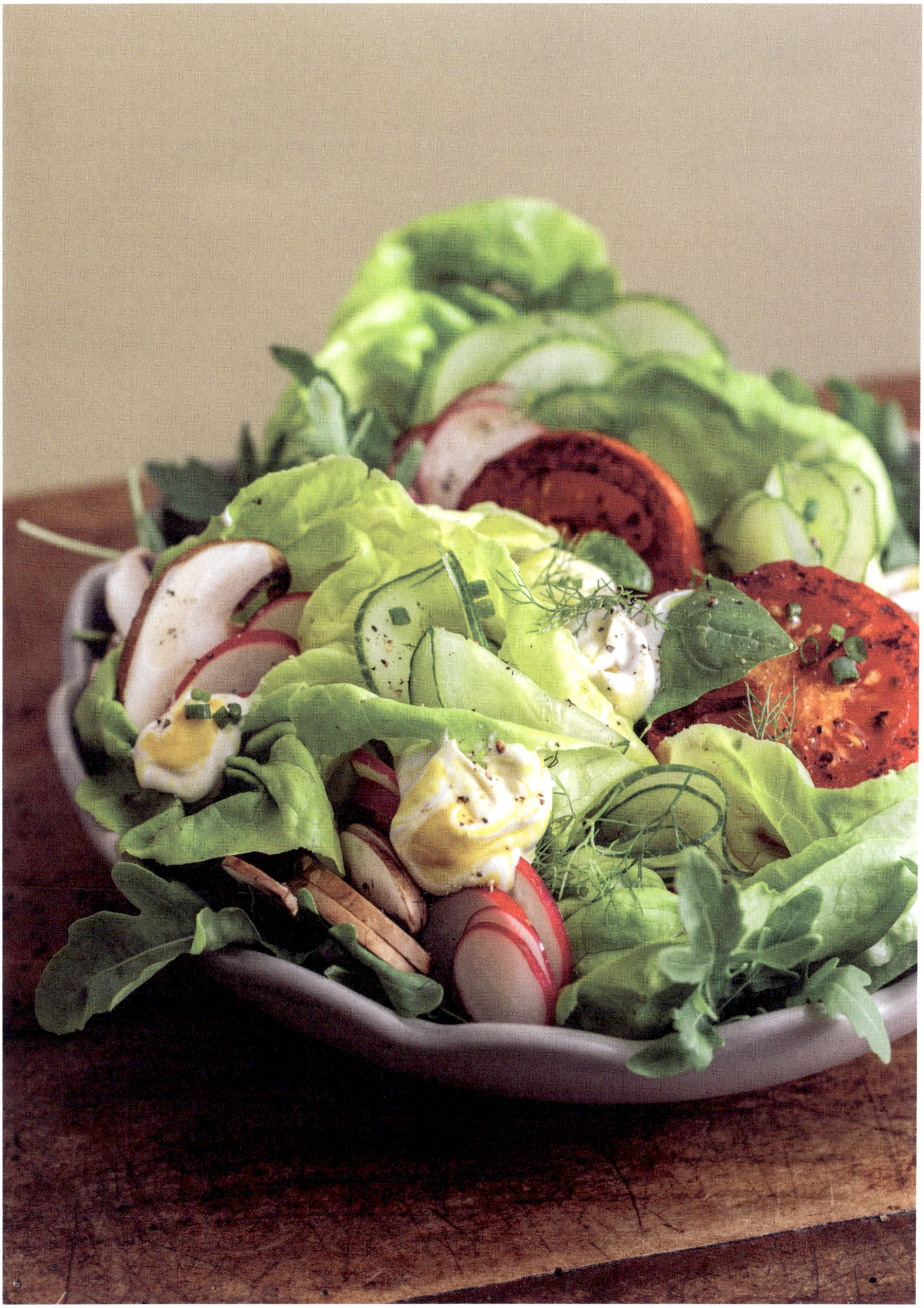

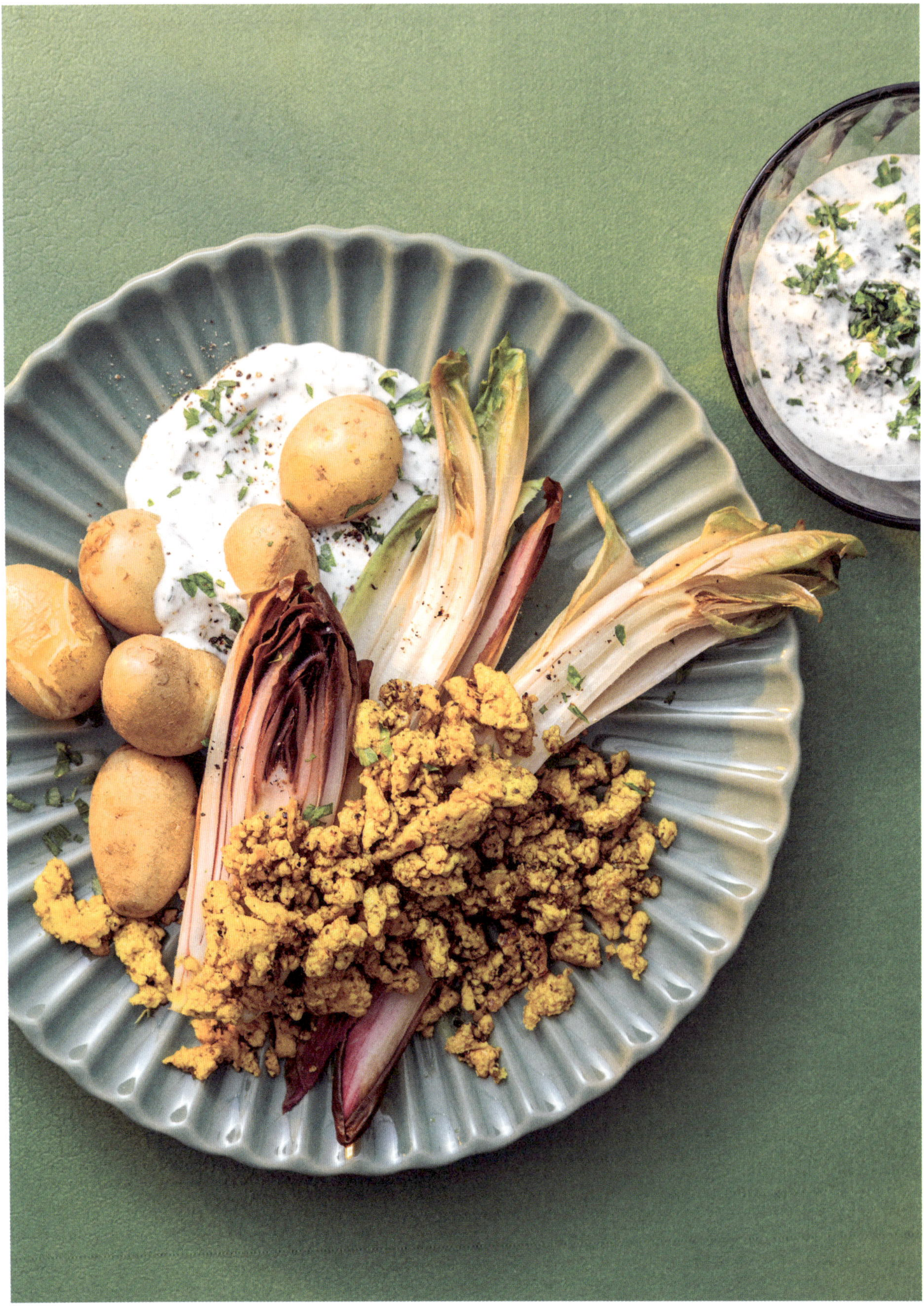

PELLKARTOFFELN MIT CHICORÉE UND »RÜHREI«

Dieses Gericht geht sehr schnell. Und es ist sehr gesund. Die Zutaten halten sich im Vorrats- oder Kühlschrank problemlos mehrere Tage, weswegen es vorkommen kann, dass ich es an zwei Tagen hintereinander koche.

Für 2 Personen

200 g Tofu natur
300 g kleine Kartoffeln
Salz
3 Chicorée
1 Msp. frisch geriebene Muskatnuss
frisch gemahlener Pfeffer
1½ EL Kokosöl
2 EL vegane Sahne (z. B. Soja Cuisine)
1 gestr. TL gemahlene Kurkuma
1 Msp. mittelscharfer Senf
½ TL Kala Namak (siehe Seite 28)

Für die Frankfurter Grüne Soße:
100 g Sojajoghurt
50 g vegane Mayonnaise
Salz
frisch gemahlener Pfeffer
2 EL Gartenkräuter (TK)

Den Tofu in einer Tofupresse auspressen. Die Kartoffeln waschen und in reichlich Salzwasser mit geschlossenem Deckel in ca. 15 Minuten gar kochen.

Unterdessen für die Frankfurter Grüne Soße den Joghurt mit der Mayonnaise zu einer glatten Soße verquirlen, salzen, pfeffern und die Gartenkräuter unterrühren.

Die Chicorée waschen, halbieren, den Strunk entfernen und in einem Dämpfeinsatz mit geschlossenem Deckel in 3–5 Minuten bissfest garen. Mit Muskat, Salz und Pfeffer leicht würzen.

Den Tofu auf einem Teller mit einer Gabel zerkrümeln und in einer heißen Pfanne im Kokosöl gut anbraten. Vegane Sahne mit Kurkuma, Senf, Kala Namak und Pfeffer verrühren, in die Pfanne geben und weiterbraten, bis sich der Tofu und die Sahne verbunden haben.

Pellkartoffeln und Chicorée mit dem »Rührei« und der Frankfurter Grünen Soße auf zwei Tellern anrichten.

Hin und wieder benutze ich vegane Mayonnaise. Sie hat beinahe 20 Prozent weniger Kalorien als herkömmliche Mayonnaise. Dennoch ist sie kein reines Naturprodukt. Von daher: hin und wieder.

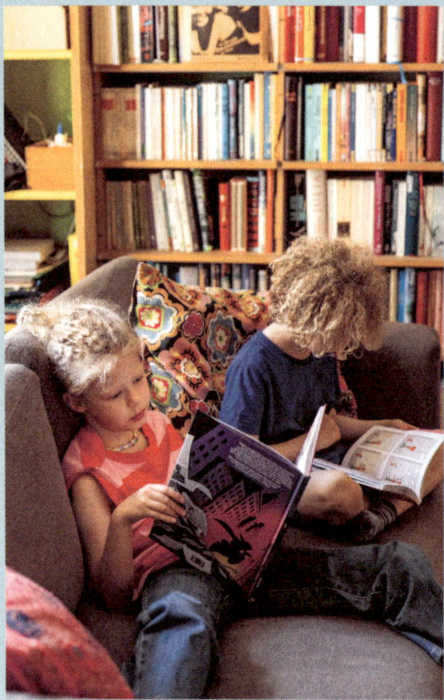

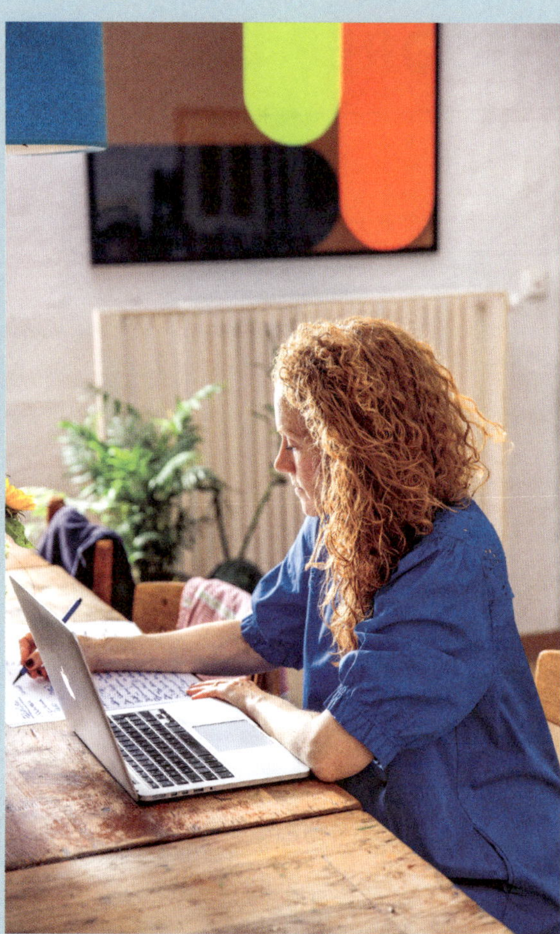

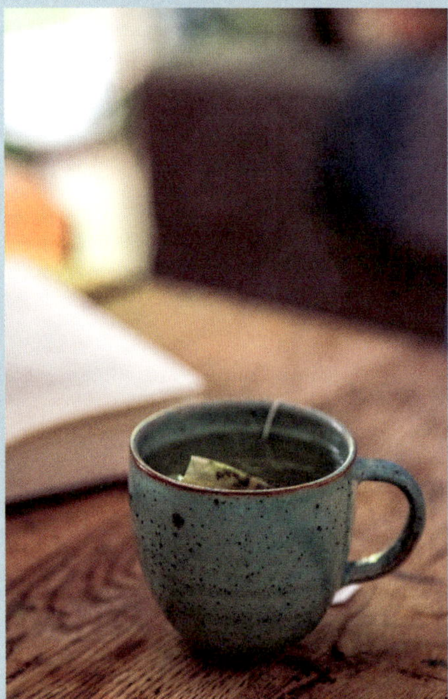

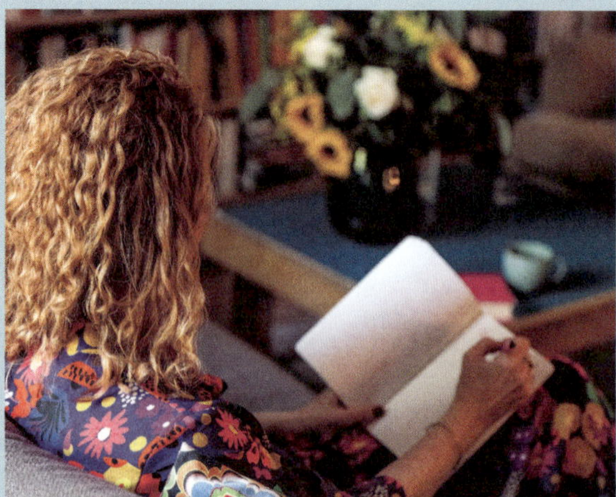

KOCHEN UND SCHREIBEN

Als kleines Mädchen habe ich meiner Mutter beim Kochen geholfen. So zumindest war mein Eindruck. Ich wollte, dass das Essen möglichst schnell fertig wird, weil ich Hunger hatte. Und natürlich Appetit. Ich habe am Herd gestanden und in allen Töpfen gerührt. Besonders gerne habe ich die Mehlschwitze zubereitet. Mein Ehrgeiz war, sie wirklich klümpchenfrei hinzubekommen und zum Schluss fein mit Muskat abzuschmecken. Unterdessen habe ich meiner Mutter beim Gemüse putzen, beim Schälen und beim Schneiden zugesehen – und ihr Timing bewundert. Ich fand es erstaunlich, wie sicher sie beim Kochen vorging. Meine Mutter schien alles wie selbstverständlich zu tun, es war, als würde sie eine Art geheimen Tanz vollziehen. Kein Zögern, kein Überlegen, als wisse sie alles über das Kochen. Über den Umgang mit Gemüse. Die Garzeiten. Das Abschmecken. Und genau das wollte ich auch. Ich wollte diese Sicherheit, diese Leichtigkeit und diese Freude beim Kochen.

Die gleiche Freude strahlte meine Mutter aus, wenn sie uns Kindern abends aus einem der vielen Bücher vorlas, die bei uns in den Regalen standen. Unser Zuhause war erfüllt von Dankbarkeit, dass es Bücher gab, in denen Menschen ihre Gedanken, Gefühle und Rückschlüsse mitteilten, um sich mit ihren Lesern und Leserinnen zu verbinden. Wir waren umgeben von Büchern. Von der Liebe zu Büchern und zur Sprache. Wir Kinder lagen im Wohnzimmer auf dem Sofa und lasen, wir lagen auf unseren Betten in unseren Zimmern und lasen, wir saßen im Garten und lasen. Müsste ich die Stimmung bei uns zu Hause beschreiben, würde ich sagen, es hat immer nach gedecktem Apfelkuchen oder nach gehackten Kräutern geduftet, und irgendjemand hatte verlässlich ein Buch in der Hand.

Neben der großen Liebe, die uns unsere Eltern entgegengebracht haben, sind Kochen und sich mit Sprache auszudrücken, die prägendsten Aspekte, die ich mit dem Gefühl Zuhause-Sein verbinde. Je älter ich wurde, desto mehr habe ich mich intensiv mit meiner Mutter beim Kochen über all das unterhalten, was mich beschäftigte. Und mit diesen Eindrücken und neuen Erkenntnissen verschwand ich nach dem Essen zurück in mein Zimmer und fing an, am Schreibtisch meine ersten Geschichten zu verfassen. Ich wollte das festhalten, was ich in dieser Welt sah. Ich wollte es begreifen – aber nicht nur für mich, sondern wiederum für die Welt, um mich mit ihr zu verbinden.

Heute schreibe ich Bücher. So, wie ich es mir als 13-Jährige erträumt habe. Wenn ich beginne, einen Roman zu schreiben, suche ich nach meiner Hauptfigur. Um ihr Raum zu geben, zu mir zu kommen, schäle ich tatsächlich in der Küche gerne erst einmal ein paar Möhren. Ich bin ganz bei mir. Ich sehe auf meine Hände, die die Möhre und das Schälmesser halten. Ich sehe die gleichmäßige Bewegung. Ich bin still. Es ist immer wieder magisch, wie plötzlich diese Stimme in meinem Kopf auftaucht, die mir ihre Geschichte erzählt. Sie berichtet mir vertrauensvoll aus ihrem Leben, aus ihrem Kosmos, in dem alles logisch und an seinem Platz ist. So, wie sich die Romanhandlung ganz selbstverständlich entwickelt, mit all ihren Zutaten, entwickeln sich täglich meine Mahlzeiten. Manchmal sind sie ganz einfach, mehr als drei, vier Zutaten und etwas Salz und Pfeffer braucht es nicht. Manchmal sind sie aufwendiger oder vielschichtiger. Beides ist gleich gut. So, wie eine einfache Geschichte eine enorme Tiefe haben kann, kann ein einfaches Gericht eine wunderbare Erdung bringen.

Nach dem Essen sitze ich im Arbeitszimmer, an meinem Schreibtisch, neben mir mein Mann, der als Journalist arbeitet. Jeder in seiner Welt. Ich schreibe, bis die Stimme in meinem Kopf nicht mehr weitererzählt. Dann stehe ich auf, mache die Betten, gehe in die Küche, räume die Spülmaschine aus und fange an, Gemüse zu putzen und Hirse aufzusetzen. So wie das Schreiben schon immer selbstverständlich für mich war, ist das Kochen für mich wieder selbstverständlich geworden. Es ist, als müsste ich nichts hinzutun. Es geht ganz von allein. So, wie ich mich beim Schreiben meiner Geschichte und meinen Figuren hingebe, so gebe ich mich beim Kochen dem hin, was Handgriffe und Zutaten von mir verlangen. In dieser Mühelosigkeit finde ich Stille, damit das Buch, an dem ich gerade schreibe, sich ganz organisch weiterentwickeln kann.

Mehr und mehr ist mir bewusst geworden, welchen großen Anteil die möglichst naturbelassene oder auch vegane Ernährung bei diesem Prozess darstellt. Das Schreiben eines Buches bedeutet, sich der Klarheit, der Erkenntnis und der Echtheit zu nähern – zu verstehen, was es bedeutet, Mensch zu sein, menschlich zu sein. Was es braucht, um in einer zugewandten Gemeinschaft zu leben. Ich glaube fest daran, dass alles Künstliche uns wegbringt von dem, was echt ist, was schön und vollkommen ist. Von dem, was uns glücklich macht. Was also sollte der Grund sein, mich nicht möglichst natürlich zu ernähren? Möglichst naturbelassen zu kochen?

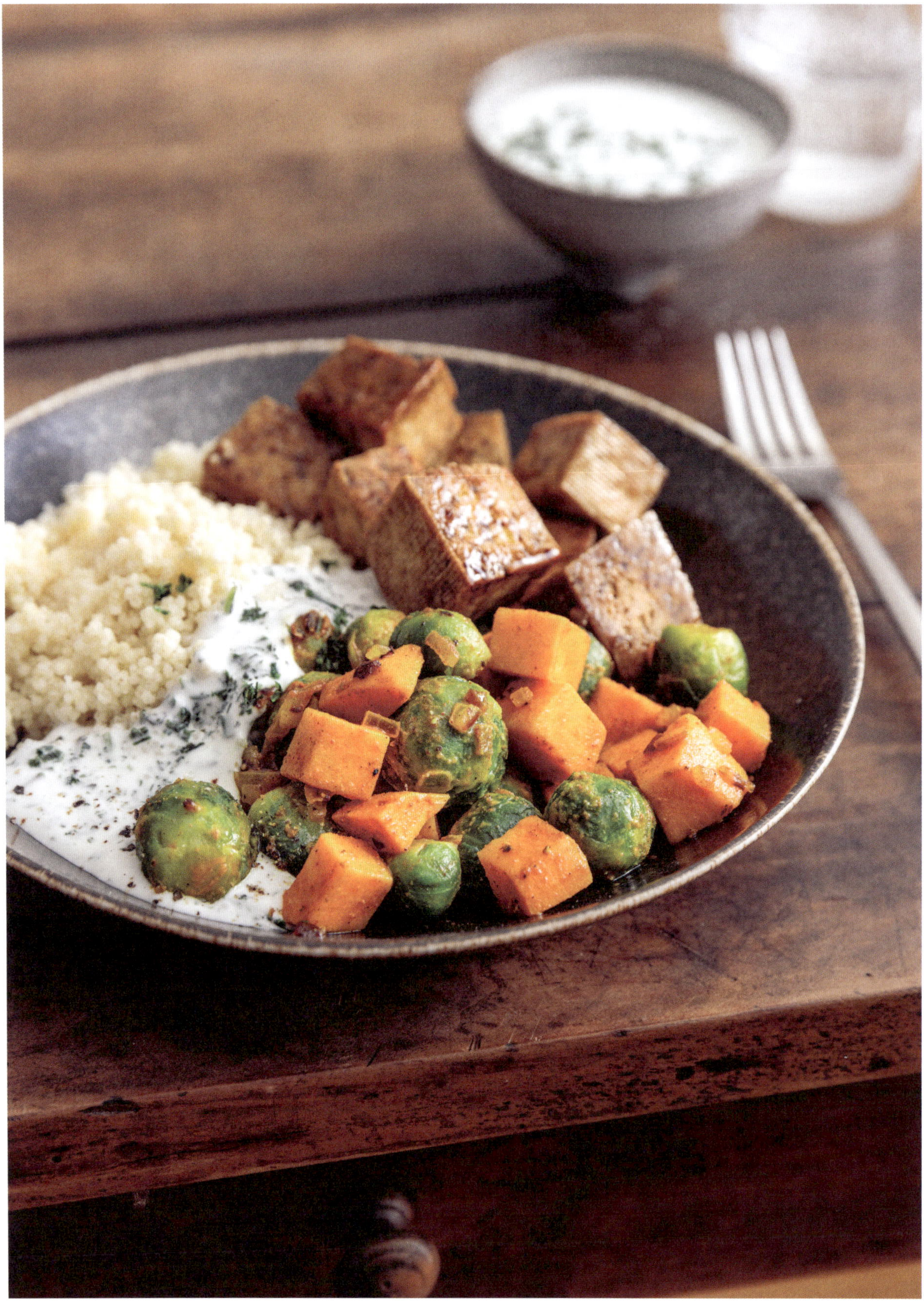

BUDDHA-BOWL MIT FRANKFURTER GRÜNE SOSSE

Ich bereite sehr gerne Bowls zu. Sie sind abwechslungsreich, es lassen sich viele verschiedene Geschmäcker und Konsistenzen miteinander vereinen, sie sind immer wieder überraschend – und man sollte es nicht zu genau nehmen mit der Zusammensetzung. Getreide, Tofu, Gemüse und vielleicht noch ein paar Nüsse. Manchmal nehme ich einfach das, was im Gemüsefach im Kühlschrank liegt – manchmal kreiere ich aber auch ganz bewusst. Diese Bowl ist meine Herbstschöpfung.

Für 2 Personen

80 g Goldhirse
160 ml Gemüsebrühe
250 g Rosenkohl
Salz
1 TL Reissirup
Saft von ½ Zitrone
250 g Süßkartoffel
1 kleine rote Zwiebel
1 Stück Ingwer (1–2 cm)
3 EL Kokosöl
1 TL gemahlene Kurkuma
½ TL geräuchertes Paprikapulver
frisch gemahlener Pfeffer
200 g Tofu natur
2 EL Coco Aminos (siehe Seite 19 u. 35)

Außerdem

ca. 150 g Frankfurter Grüne Soße (siehe Seite 55)

Süßkartoffeln sind einfach zuzubereiten und gesund und lecker. Als Ofengemüse, als Curry, als Stampf – ihre Antioxidantien können Krebs, Rheuma, Arteriosklerose, Alzheimer, Parkinson und mehr vorbeugen.

Die Goldhirse abspülen, in der Brühe aufkochen und nach Packungsanleitung garen. Den Rosenkohl waschen, ggf. die äußeren Blättchen abzupfen und am Strunk kreuzförmig einschneiden.

Für das Gemüse 2 l Wasser mit 1–2 TL Salz, Reissirup und Zitronensaft zum Kochen bringen. Zuerst den Rosenkohl dazugeben, dann das Wasser noch einmal aufkochen und mit geschlossenem Deckel 5 Minuten köcheln lassen.

Die Süßkartoffel schälen und in ca. 1,5 cm große Würfel schneiden. Zu dem Rosenkohl geben, weitere 8–10 Minuten köcheln lassen, bis das Gemüse bissfest ist. Das Kochwasser abgießen und das Gemüse bei geöffnetem Deckel abdampfen lassen.

Zwiebel und Ingwer schälen, fein würfeln und in einer Pfanne in 1½ EL heißem Kokosöl anbraten. Kurkuma und Paprikapulver dazugeben und mitanbraten. (Vorsicht, verbrennt leicht!) Die Pfanne von der Kochstelle nehmen, das Gemüse dazugeben, in der Gewürzmischung schwenken und weiterbraten, die Temperatur senken. Hin und wieder umrühren, salzen und pfeffern. Nach ca. 5 Minuten die Pfanne von der Kochstelle nehmen und einen Deckel daraufsetzen, sodass das Gemüse noch kurz weitergaren kann.

In einer zweiten Pfanne 1½ EL Kokosöl erhitzen, den Tofu würfeln und von allen Seiten kurz kräftig anbraten, dann Coco Aminos dazugeben und weiter anbraten, bis die Würfel karamellisiert sind. (Vorsicht, nicht verbrennen lassen.)

Hirse, Gemüse und Tofu auf zwei Tellern anrichten und die Frankfurter Grüne Soße dazu reichen.

SESAM-ZUCCHINI-SALAT

Seit ich denken kann, träume ich davon, einmal nach Asien zu reisen. Nur leider fliege ich nicht gerne – also träume ich weiter und bereite mir meinen Urlaub zu Hause zu. Der fernöstlich anmutende Salat wirkt sehr beruhigend auf mich und meinen Mann, so als hätten wir gerade einen wunderschönen Tempel zur inneren Einkehr besucht.

Für 2 Personen

Für den Salat
1½ Zucchini
Salz
2 kleine säuerliche Äpfel
1–2 Möhren
1 Handvoll Korianderblätter
½ Handvoll Minzblätter
2–3 EL Sultaninen

Für das Dressing
1½ EL Tahin
Saft von 1 Limette
1 EL Coco Aminos (siehe Seite 19 u. 35)
1 EL Mandelmus
Salz
frisch gemahlener Pfeffer

Außerdem
2 EL Cashewnüsse
½ Limette
1 EL schwarze Sesamsamen

Für den Salat die Zucchini in Julienne oder mit dem Spiralschneider in Spaghetti schneiden, leicht salzen und in einem Sieb abtropfen lassen, so bleiben sie knackig. Äpfel und Möhren waschen und ebenfalls in Julienne schneiden oder alternatv raspeln. Die Koriander- und Minzblätter grob hacken. Alle Zutaten mit den Sultaninen vermischen. Die Cashewnüsse grob hacken und in einer Pfanne ohne Fett anrösten. Die Limettenhälfte in Schnitze schneiden.

Für das Dressing alle Zutaten in einer Schüssel verquirlen, nach Belieben mit Salz und Pfeffer würzen.

Den Salat mit der etwas festeren Dressingcreme vermengen, auf zwei Schüsseln verteilen und mit Cashewnüssen, Sesam und Limettenschnitzen garnieren.

Tahin wird aus gemahlenen Sesamsamen gewonnen. Tahin gibt es in der hellen und in der dunkleren Variante. Da die dunklere etwas bitterer schmeckt, nehme ich gerne die helle. Die orientalische Paste ist reich an vielen Vitaminen und Mineralstoffen wie beispielsweise Kalzium, das für die Knochen wichtig ist. Außerdem enthält Tahin viel Protein und ungesättigte Fettsäuren.

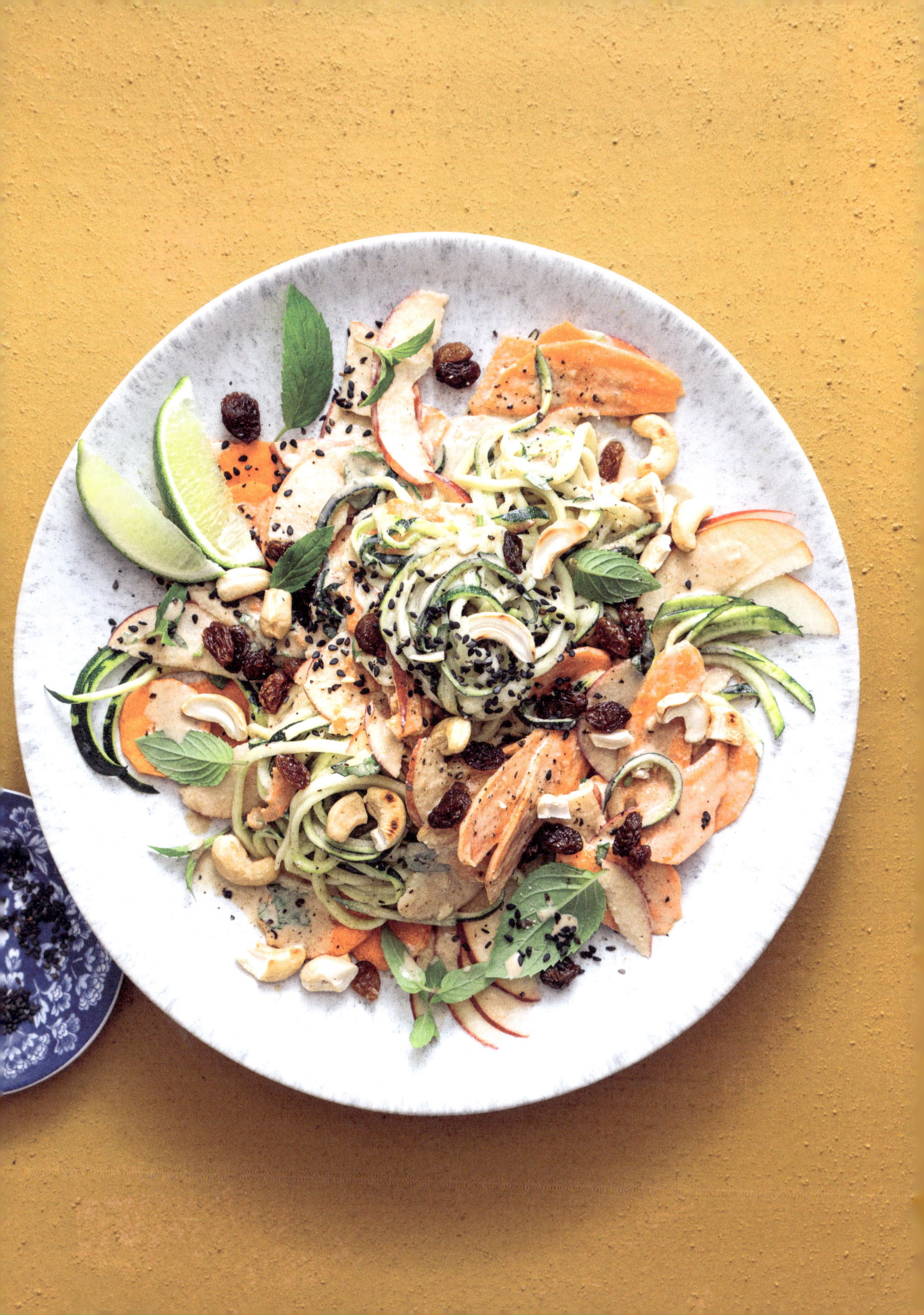

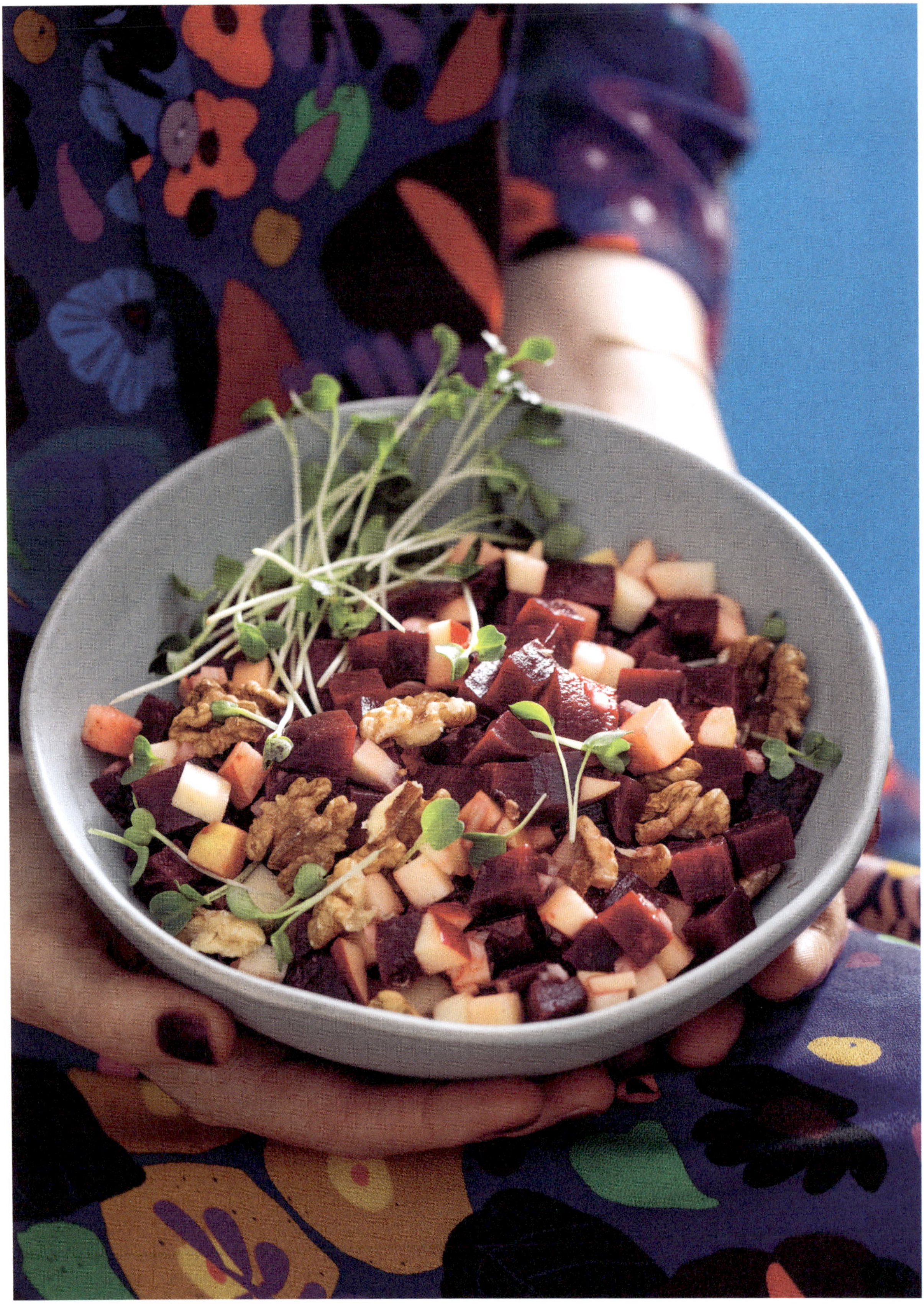

ROTE-BETE-APFEL-SALAT

Es wird ja empfohlen, regelmäßig Rote Bete zu essen, um beispielsweise die Ansammlung von Fett in der Leber zu verringern. Die pflanzenbasierte Ernährung lässt es hoffentlich erst gar nicht soweit kommen. Doch beim Genuss dieses einfachen, wie köstlichen Salates kann man sich ja dennoch über die vielen gesundheitlichen Aspekte und die roten Finger nach dem Schneiden freuen.

Für 2 Personen

Für den Salat

1 kleine Schalotte
300 g Rote Bete
2 kleine Äpfel
2 EL Walnüsse

Für das Dressing

2 EL Omega-3-6-9-Öl
1 EL Orangensaft
1 TL Agavensirup
2 EL Balsamico Bianco
½ TL mittelscharfer Senf
Salz
frisch gemahlener Pfeffer

Außerdem

1 Handvoll Brunnenkresse (optional)
50 g veganer Hirtenkäse (optional)

Für den Salat die Schalotte schälen und sehr fein würfeln. Den Apfel waschen, vierteln, entkernen, die Rote Bete schälen und beides entweder mit der Küchenmaschine würfeln oder mit dem Messer in ca. 0,5 cm kleine Würfel schneiden. Alles in einer Schüssel gut vermischen. Die Walnüsse grob hacken.

Für das Dressing das Omega-Öl mit Orangensaft, Agavensirup, Balsamico Bianco und Senf vermischen, salzen und pfeffern.

Das Dressing mit den Walnüssen über den Salat geben und alles gut vermischen. Den Salat 10 Minuten durchziehen lassen und auf zwei Teller verteilen. Nach Belieben mit Brunnenkresse oder zerbröseltem Hirtenkäse garniert servieren.

Omega-3-6-9-Fettsäuren sind absolut wichtig für unsere Gesundheit. Nicht nur für Veganerinnen und Veganer. Sie halten die Hüllen unserer Zellen geschmeidig, werden für die Produktion körpereigener Botenstoffe benötigt und stärken die Immunabwehr. Ich gebe gerne etwas von dem Öl über Salate oder am Morgen über meinen Porridge.

GRÜNE BOWL MIT CRISPY TOFU

Crispy Tofu hat es mir wirklich angetan. Ich könnte ihn jeden Tag essen. Außen knusprig, innen würzig zart. Allerdings braucht diese Köstlichkeit eine gewisse Planung und Vorlaufzeit. Denn: Der Tofu muss – um die Marinade gut aufnehmen zu können – erst einmal in die Presse. Am besten schon am Vorabend. Das ist nicht aufwendig, man sollte es nur nicht vergessen.

Für 2 Personen

Für den Crispy Tofu

200–300 g Tofu natur
2 EL Ahornsirup
2 EL Coco Aminos (siehe Seite 19 u. 35)
5 EL Sesamöl
1 TL geräuchertes Paprikapulver
1 TL Currypulver
Salz
frisch gemahlener Pfeffer
60–80 g Panko-Paniermehl

Für die Bowl

70 g Gerstengraupen
140 ml Gemüsebrühe
1 Kokosnusscremeblock (50 g)
1 mittelgroße Zucchini
200 g Brokkoli
1 weiche Avocado
Saft von ½–1 Zitrone (je nach Größe)
Salz
frisch gemahlener Pfeffer
ca. 1 EL Kokosöl

Außerdem

2 EL Mandelsplitter (optional)

Den Tofu in einer Tofupresse auspressen, am besten über Nacht. Die Marinade aus Ahornsirup, Coco Aminos, Sesamöl, Paprika, Curry, Salz und Pfeffer anrühren. Den Tofu in 8 bis 12 Scheiben schneiden, und mindestens 1 Stunde in der Marinade ziehen lassen.

Den Backofen auf 200 °C (Ober-/Unterhitze) vorheizen. Den marinierten Tofu in dem Paniermehl wälzen, auf einem mit Backpapier ausgelegten Backblech verteilen und 25–30 Minuten backen.

Die Gerstengraupen abspülen und in Brühe, Kokosnusscreme und 100 ml Wasser nach Packungsanleitung köcheln lassen, bis die Graupen sämig und gar sind und die Flüssigkeit aufgenommen haben. Dabei hin und wieder umrühren.

Die Zucchini waschen, putzen und in ca. 7 mm dicke Scheiben schneiden. Den Brokkoli waschen und in Röschen zerteilen. Die Avocado in eine Schüssel löffeln, mit dem Zitronensaft vermischen, leicht salzen und pfeffern, beiseitestellen.

In einer Pfanne ½ EL Kokosöl erhitzen, die Zucchinischeiben darin kräftig anbraten, salzen und pfeffern. Evtl. noch einmal etwas Kokosöl dazugeben und die Zucchinischeiben von der anderen Seite anbraten, salzen und pfeffern. Von der Kochstelle nehmen und die Pfanne etwas schräg stellen, damit sich das Öl unten am Rand sammeln kann. Die Brokkoliröschen in einem Dämpfeinsatz in ca. 5 Minuten bissfest garen.

Die Gerstengraupen zum Schluss mit der Guacamole mischen, mit Salz und Pfeffer abschmecken und mit dem Gemüse und dem Crispy Tofu auf zwei Tellern anrichten. Nach Belieben noch mit Mandelsplittern bestreuen und dann servieren.

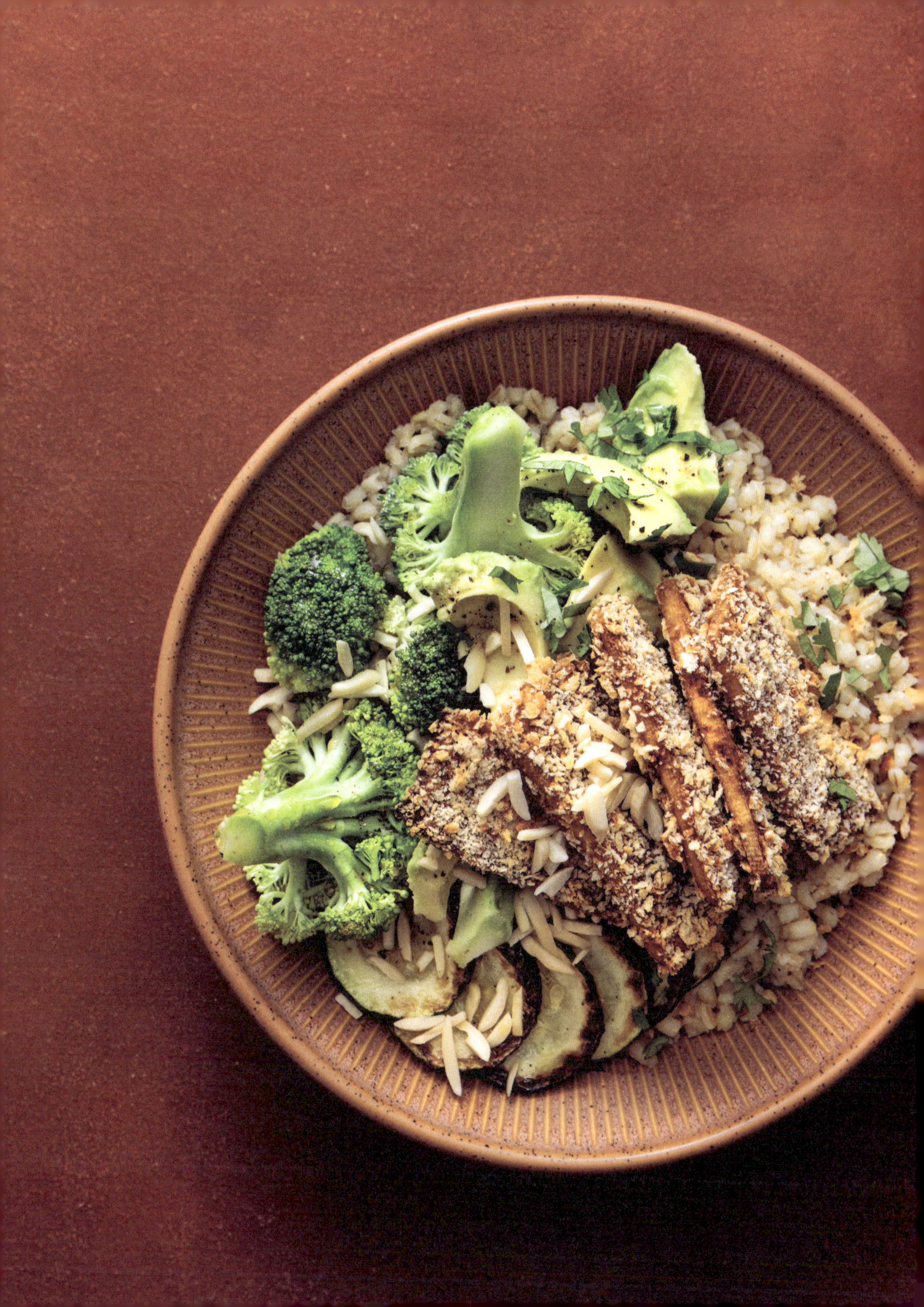

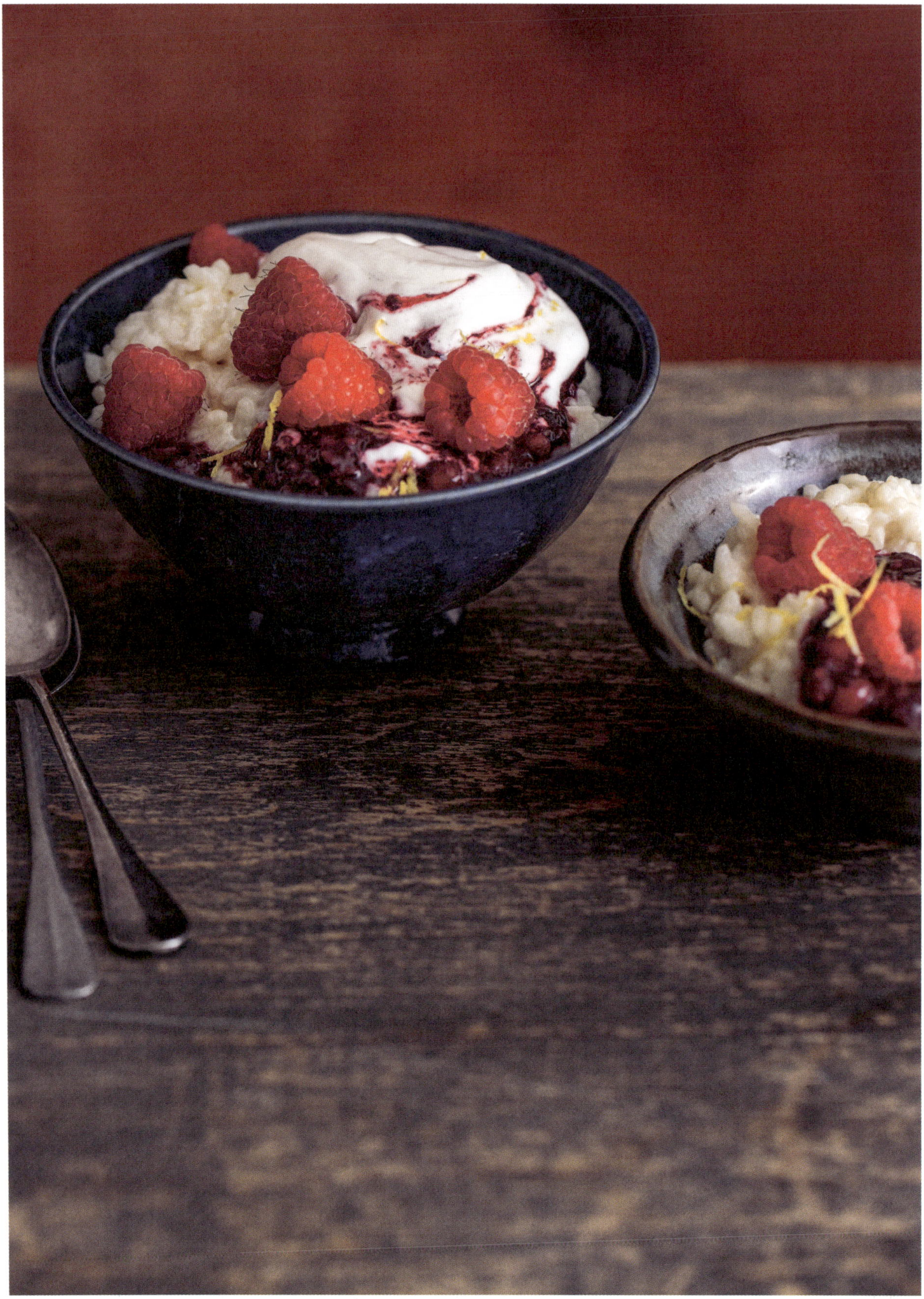

MILCHREIS MIT BEEREN

Dieser Milchreis ist sehr gesund – in Kombination mit dem Beerenkompott. Denn gerade Himbeeren enthalten sehr viele Vitamine, Mineralstoffe und sekundäre Pflanzenstoffe, die antioxidativ wirken. Aber auch geschrotete Leinsamen sollen bei Entzündungen helfen und die Magen- und Darmschleimhaut schützen.

Für 2 Personen

Für das Kompott
400 g Himbeeren oder gemischte Beeren
2 EL Reissirup
½ TL gemahlene Vanille
2 EL Leinsamenschrot

Für den Milchreis
100 g Milchreis
400 ml Reisdrink Kokosnuss
Abrieb von ½ Zitrone
1 Prise Salz
1 EL Reissirup

Außerdem
4 EL vegane Sahne

Für das Kompott die Beeren waschen und verlesen, anschließend in einem kleinen Topf kurz erhitzen und umrühren. Dann von der Kochstelle nehmen und Reissirup und Vanille unterrühren, bis die Beeren sich zu einer Soße binden. Abkühlen lassen und zum Schluss Leinsamenschrot einrühren, um das Kompott anzudicken. Über Nacht abgedeckt im Kühlschrank quellen lassen.

Den Milchreis mit dem Kokos-Reisdrink aufkochen, Zitronenabrieb, Salz und Reissirup dazugeben und den Milchreis nach Packungsanleitung leise köcheln lassen.

Die vegane Sahne schlagen. Den Milchreis in zwei Schalen füllen und mit dem Beerenkompott und der Schlagsahne servieren.

Der Milchreis schmeckt auch mit TK-Beeren super, hier kann man einfach die Beerenmischung auswählen, die man persönlich am liebsten mag.

MELONEN-SMOOTHIE

Eine Zeit lang konnte ich keine Smoothies mehr zubereiten, da mir unsere Maschine durchgebrannt ist, beim Versuch, eine zu große Menge Energyballs (siehe Seite 89) zu produzieren. Mein großer Sohn hat mir nun einen handlichen Smoothie-Maker zum Geburtstag geschenkt und damit lassen sich problemlos die unterschiedlichsten Obstsorten fein pürieren. Nicht vergessen: Auch Smoothies sind Nahrung. Also: Nicht einfach runterschütten, sondern genießen.

Für 2 Personen

¼ Wassermelone
1 Banane

Außerdem
zwei Eiswürfel (optional)

Die Wassermelone entkernen. Das Fruchtfleisch aus der Schale lösen, in Stücke schneiden und in einen Rührbecher geben. Die Banane schälen, ebenfalls in Stücke schneiden und beides pürieren.

Den Smoothie auf zwei Gläser verteilen und nach Wunsch mit Eiswürfeln auffüllen und servieren.

Frische Minze passt geschmacklich und optisch prima zu Smoothies – einfach fein hacken und darüberstreuen.

Ich selbst bin keine Freundin von Eiswürfeln, auch, wenn sie in so einen Wassermelonen-Smoothie bestimmt sehr gut passen – besonders, wenn es draußen warm ist. Nur: Eiskalte Getränke führen eher zu einer Verkrampfung der Körpermitte. Und der Körper muss mehr Energie aufwenden, um sie zu erwärmen. Also wäre es wohl am gesündesten, den Smoothie zu erhitzen. Kleiner Scherz. Aber ich trinke ihn lieber zimmerwarm.

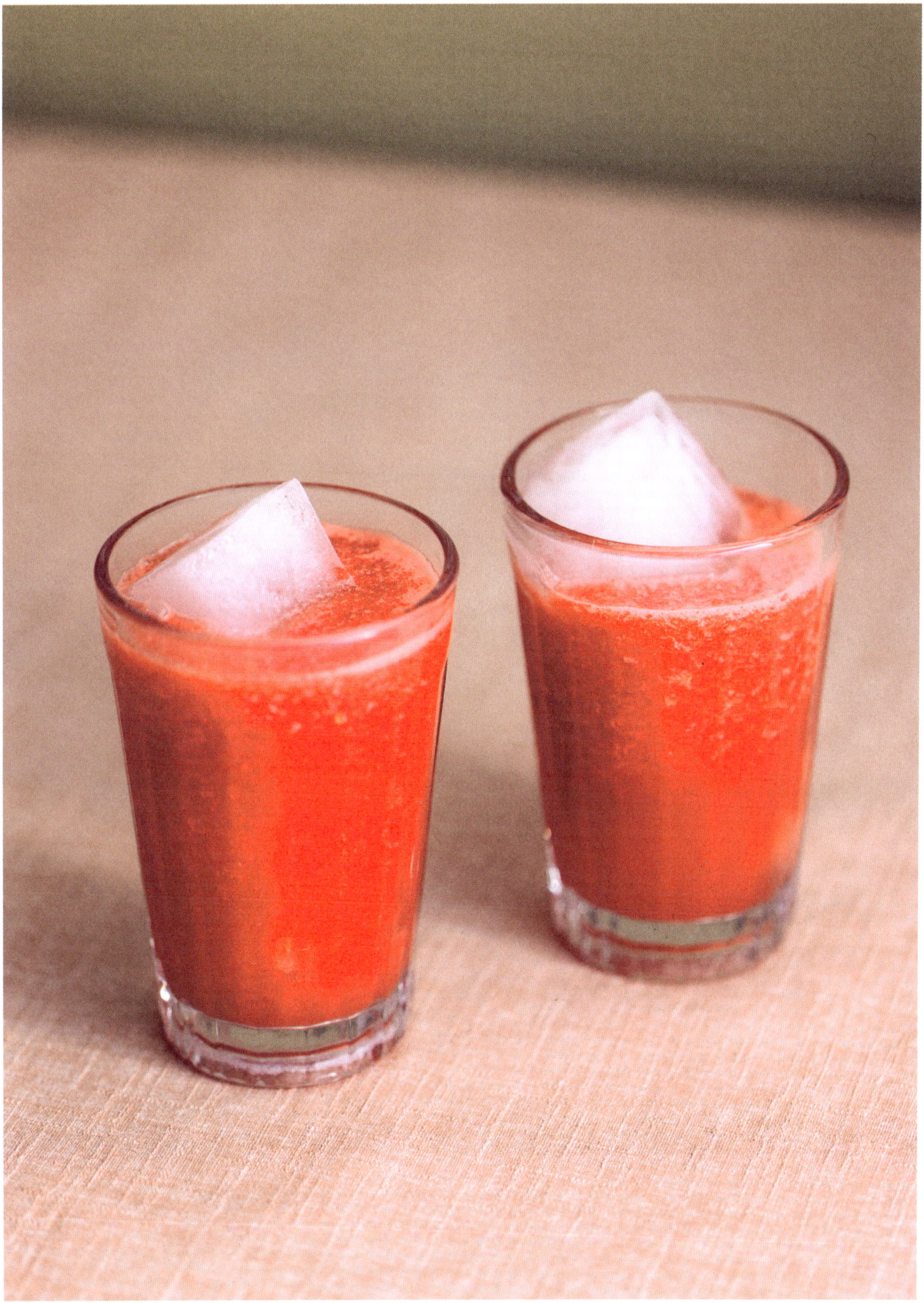

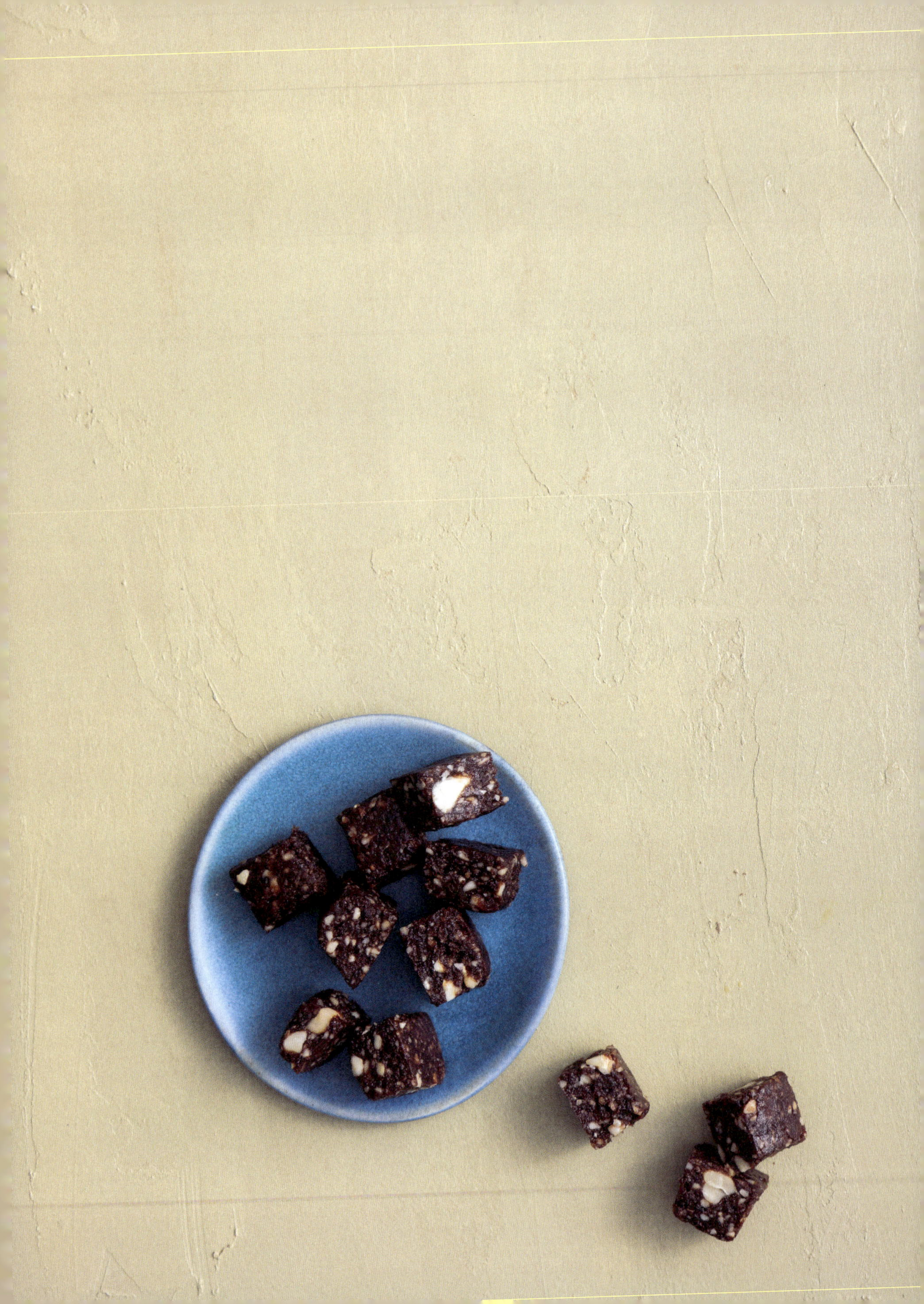

SÜSS & GUT

Köstliches für morgens, nachmittags
und unterwegs

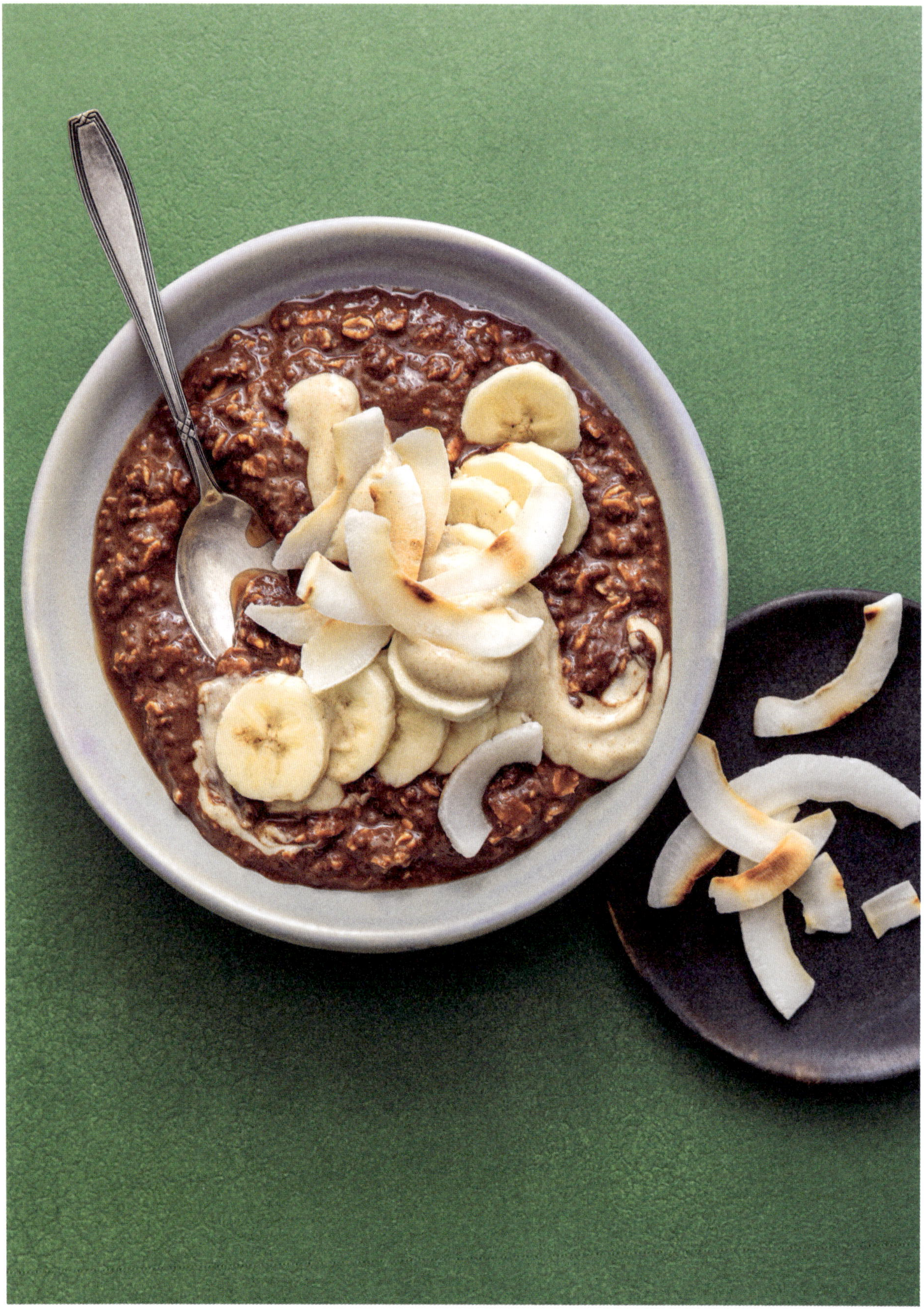

BANANEN-SCHOKO-CHIA-OVERNIGHT

Auf diesen Overnight-Porridge freue ich mich schon am Abend zuvor, wenn ich die Haferflocken und Chiasamen mit der Bananenmilch vermische. Er ist cremig, schoko-bananig süß, frisch und knusprig und in der Zusammensetzung der einzelnen Zutaten natürlich sehr gesund.

Für 2 Personen

1 kleine reife Banane + ½ Banane
2 EL Roh-Kakaopulver
1 EL Agavensirup
400 ml Mandeldrink
75 g Haferflocken
3 EL Chiasamen
2 EL Kokoschips
200 g Seidentofu
2 EL Dattelmus
1 EL Mandelmus
½ Granatapfel

Am Vorabend die reife Banane schälen, klein schneiden und in einen Rührbecher geben. Kakaopulver, Agavensirup und Mandeldrink mit 50 ml Wasser hinzugeben und alles pürieren. Mit Haferflocken und Chiasamen in einer Schüssel verrühren und über Nacht abgedeckt im Kühlschrank quellen lassen.

Am nächsten Tag das Chia-Overnight frühzeitig aus dem Kühlschrank nehmen, damit es beim Frühstück nicht zu kalt ist. Die Kokoschips in einer Pfanne ohne Fett vorsichtig anrösten. Den Seidentofu mit Dattelmus und Mandelmus pürieren und in einem kleinen Topf erwärmen. Aus dem halben Granatapfel die Kerne herauslösen und die Bananen in Scheiben schneiden. Den Overnight Porridge auf zwei Schüsseln verteilen, mit der warmen Seidentofucreme, Granatapfelkernen, Bananenscheiben und Kokoschips servieren.

Eine reife, braunfleckige, etwas weiche Banane enthält reichlich Vitamine und Spurenelemente. Genau wie dem Granatapfel wird ihr eine krebshemmende Wirkung nachgesagt.

FRUCHTRIEGEL MIT NÜSSEN

Diese Fruchtriegel sind einfach nur köstlich. Sie eignen sich als kleiner Nachtisch nach dem Mittagessen, für unterwegs – oder aber zum Verschenken. Wenn meine große Tochter morgens vor der Uni kurz bei uns vorbeikommt, geht sie direkt zum Kühlschrank und schaut, ob noch ein Riegel da ist, den sie mitnehmen kann.

Für 2 Personen

20 entsteinte getrocknete Datteln
130 g Cashewmus
4 Paranüsse
50 g Pekannüsse
50 g Cashewnüsse
50 g Mandeln
20 g geröstete Kürbiskerne
25 g gefriergetrocknete Himbeeren
5–6 weiche getrocknete Aprikosen
1–2 EL getrocknete Goji-Beeren (optional)

Die Datteln in heißem Wasser 20 Minuten einweichen. Den Backofen auf 160 °C (Ober-/Unterhitze) vorheizen. Die Datteln abgießen und mit 1–2 EL Einweichwasser und dem Cashewmus zu einer klebrigen Creme pürieren.

Die Paranüsse vierteln und mit den restlichen Nüssen, Mandeln, Kürbiskernen und Himbeeren unter die Creme heben. Die Aprikosen klein schneiden und ebenfalls unterheben. Die Masse evtl. mit sauberen Händen wie einen Teig durchkneten und in eine mit Backpapier ausgelegte Kastenform (Länge 24 cm) drücken. Zum Schluss nach Belieben die Goji-Beeren darüberstreuen und etwas in die Masse drücken.

Die Frucht-Nuss-Masse 20–25 Minuten im heißen Ofen auf mittlerer Schiene backen. Die Form aus dem Ofen nehmen, abkühlen lassen und anschließend im Kühlschrank mindestens 1 Stunde lang hart werden lassen.

Die festgewordene Masse mit dem Backpapier aus der Form nehmen und mit einem scharfen Messer in ca. 2 cm breite Riegel schneiden.

Die 50 g Mandeln können nach Belieben durch 30 g Salzmandeln (siehe Seite 151) und 20 g ungesalzene Mandeln ersetzt werden. Die Riegel halten sich im Kühlschrank fünf Tage und schmecken zum Tee (siehe Seite 139ff.) oder zur Goldenen Milch (siehe Seite 99).

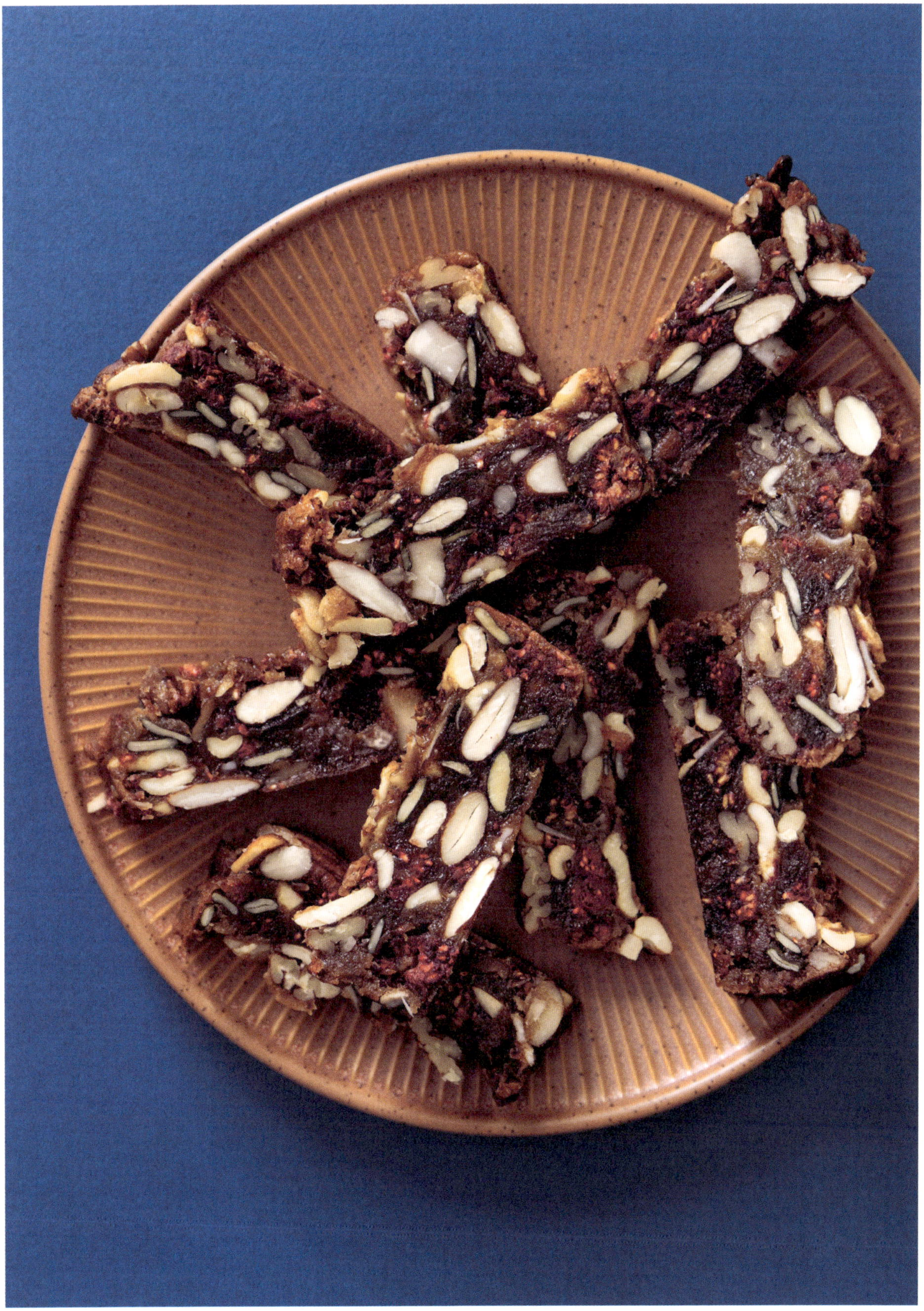

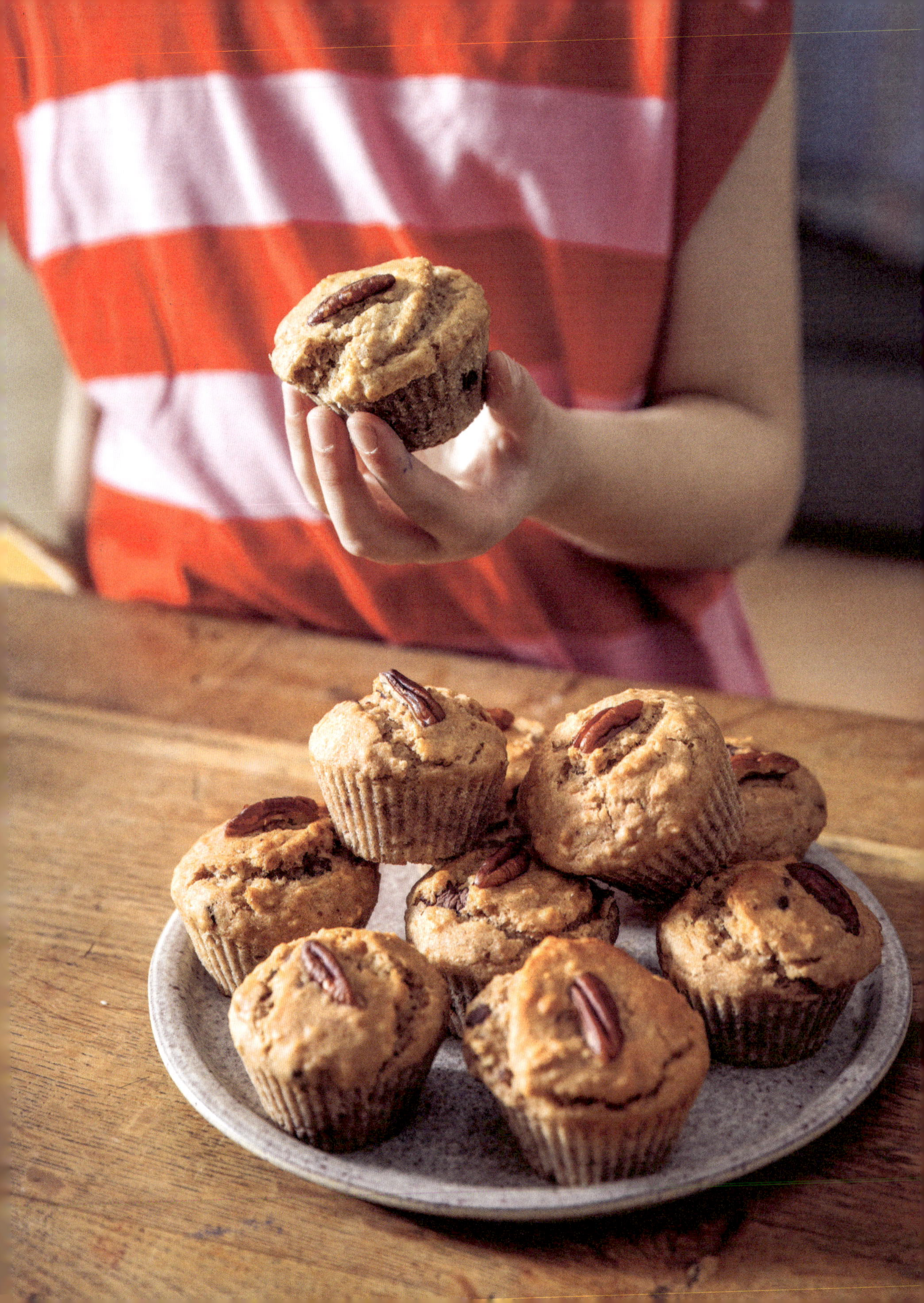

BANANENMUFFINS

Meine Tochter Marla liebt diese Muffins – und zwar, wenn ich sie gerade warm aus dem Ofen geholt habe. Ich esse sie lieber am nächsten Tag, wenn sie abgekühlt sind. Diese kleine gesunde Schlemmerei eignet sich auf jeden Fall perfekt für die Brotdosen der Kinder – am liebsten in Kombination mit frisch geschnittenen Apfelspalten.

Für 12 Stück

2½ EL Kokosöl + etwas für die Form
200 g Dinkelmehl Type 630
70 g zarte Haferflocken
50 g Kokosblütenzucker
2 TL gemahlener Zimt
3 TL Backpulver
3 reife Bananen
100 ml Haferdrink
1 TL Apfelessig
3 EL Cashewmus
1 Prise Salz
2 EL Walnüsse oder Pekannüsse
2 EL Schokodrops (optional)

Den Backofen auf 180 °C (Ober-/Unterhitze) vorheizen. Zwei Muffinformen mit je 6 Vertiefungen (ø 7 cm) mit Kokosöl einfetten. Mehl und Haferflocken mit Kokosblütenzucker, Zimt und Backpulver in einer Rührschüssel mischen.

Die Bananen schälen und mit Haferdrink, dem Kokosöl, Apfelessig, Cashewmus und Salz pürieren. Zu der Mehlmischung geben und alles verrühren. Die Nüsse in Stücke hacken und nach Wunsch mit den Schokodrops unter die Masse heben. Diese anschließend gleichmäßig auf die 12 Vertiefungen verteilen. Die Muffins 20 Minuten im heißen Ofen auf der mittleren Schiene backen.

KAKAO-CASHEW-HAPPEN

Da ich viel unterwegs bin, habe ich mir früher immer mehrere Müsli- oder Proteinriegel im Bioladen gekauft. Doch dann dachte ich, dass ich mir diese Riegel auch problemlos selber machen könnte. Leider schmecken sie so gut, dass ich mich stark disziplinieren muss, um sie nicht in kürzester Zeit aufzuessen. Zum Glück sind sie sehr sättigend und als kleiner Nachtisch oder Häppchen zum Tee vollkommen ausreichend.

Für 12–15 Stück

20 entsteinte getrocknete Datteln
8–9 EL Cashewnüsse
2 EL Salzmandeln (siehe Seite 151)
2 TL Roh-Kakaopulver
4 TL Mandelmus

Alle Zutaten mit einem Pürierstab zerkleinern, bis alles gut miteinander zu einer klebrigen, festen Masse vermengt ist – aber trotzdem noch ein bisschen Biss bleibt. Die Masse in eine mit Backpapier ausgelegte Glasschüssel (ca. 15 x 10,5 cm) drücken. Wichtig ist, dass die Schicht ca. 2 cm dick ist und fest den Boden bedeckt. Anschließend mindestens 1 Stunde im Kühlschrank kalt stellen.

Zum Schluss die festgewordene Kakao-Cashew-Masse in 12 bis 15 Würfel schneiden.

Die Kakao-Cashew-Würfel sind im Kühlschrank 5 Tage haltbar. Sie passen sehr gut zu Tee (siehe Seite 139ff.) oder Goldener Milch (siehe Seite 99).

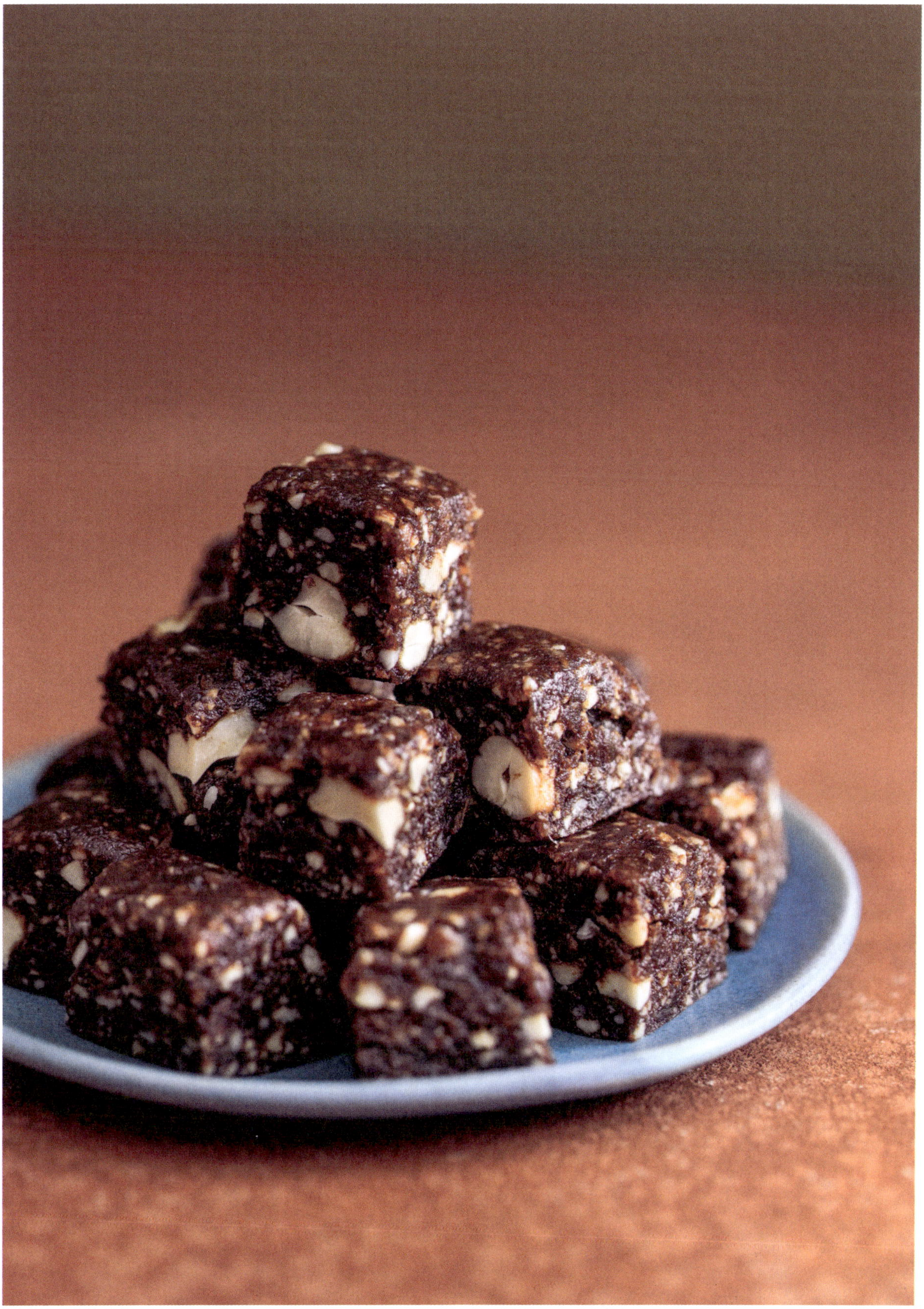

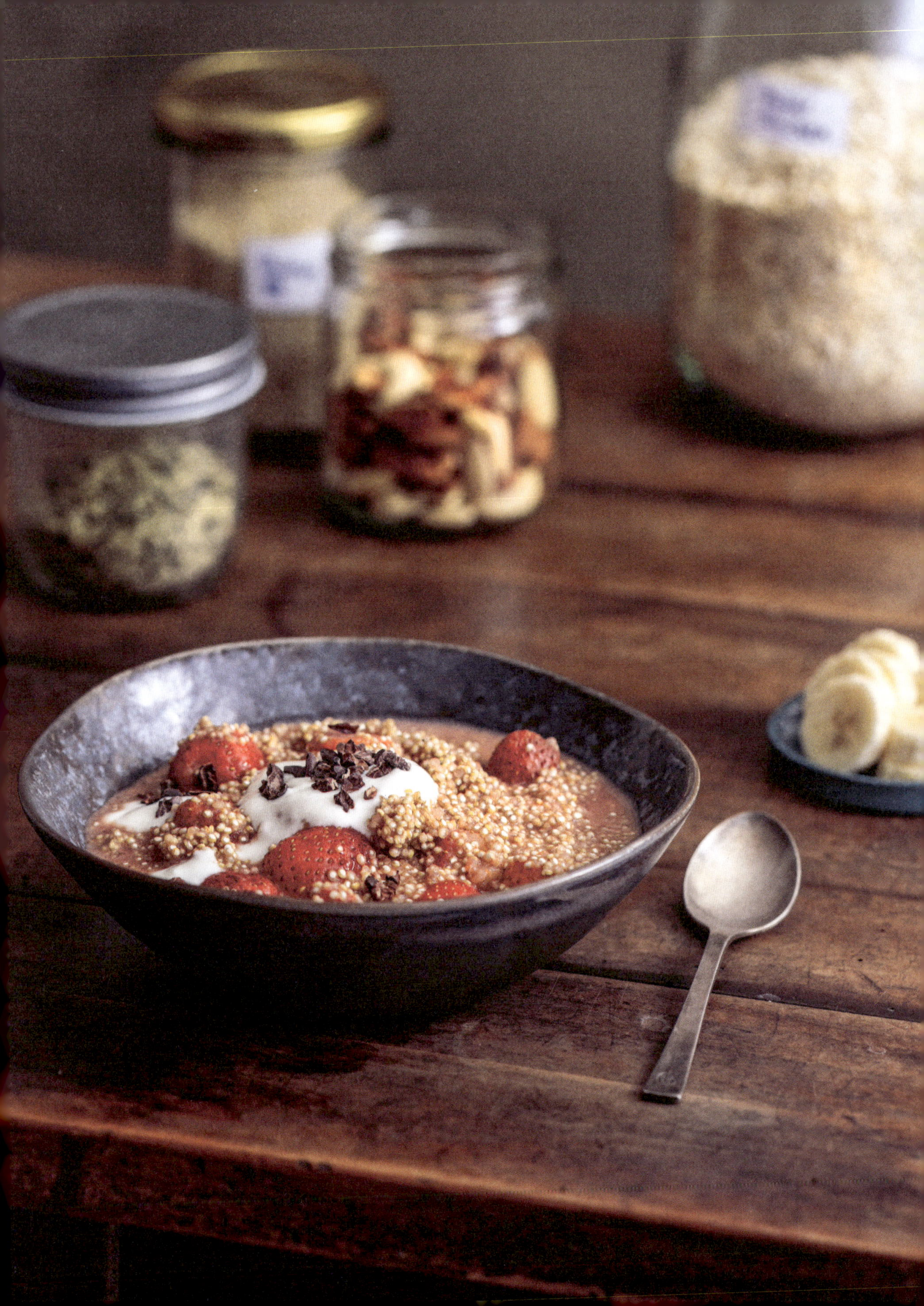

HIMMLISCH GESUNDE PORRIDGES

Ich bin ein absoluter Porridge-Mensch. (Wenn es so etwas gibt.) Jeden Morgen freuen mein Mann und ich uns auf das, was dieses Mal in die Schüssel oder auf den Teller kommt. Die Porridge-Zubereitung ist so vielfältig – je nach Geschmack und dem, was die Vorratskammer und der Markt oder der Bioladen an saisonalem Obst hergeben.

Für je 2 Personen

ERDBEER-QUINOA-PORRIDGE

80 g weiße Quinoa
80 ml Mandeldrink
¼ TL gemahlene Vanille
150 g Erdbeeren
1 EL Reissirup
1 Banane
200 g Kokosjoghurt
1 EL Kakao-Nibs

Die Quinoa gründlich abspülen. Anschließend mit Mandeldrink, 80 ml Wasser und Vanille in einem Topf zum Kochen bringen. Mit geschlossenem Deckel 15 Minuten köcheln lassen.

Unterdessen die Erdbeeren waschen und den Strunk entfernen, je nach Größe halbieren. Ebenfalls in den Topf geben und noch weitere 5 Minuten köcheln lassen, bis die Quinoa gar ist und die Erdbeeren sich mit dem Brei gut vermischen lassen. Mit dem Reissirup süßen.

Die Banane schälen und in Scheiben schneiden. Den Brei auf zwei Schüsseln verteilen und mit Bananenscheiben, Joghurt und Kakao-Nibs anrichten.

APFELPORRIDGE

80 g Haferflocken
350 ml Cashewdrink
1 TL gemahlener Zimt
2 kleine Äpfel (Gala)
2 EL grob gehackte Walnüsse
200 g Kokosjoghurt
2 TL Ahornsirup
1–2 EL getrocknete Goji-Beeren

Die Haferflocken mit Cashewdrink und Zimt zum Kochen bringen. Die Hitze reduzieren und alles bei gelegentlichem Umrühren 5–7 Minuten köcheln lassen.

Unterdessen die Äpfel waschen, schälen entkernen und vierteln. Den einen Apfel in kleine Stifte, den anderen in dünne Scheiben schneiden. Die Apfelstifte zum Haferbrei geben, unterrühren, noch 1 Minute köcheln lassen, dann von der Kochstelle nehmen. Die Walnüsse in einer Pfanne kurz anrösten.

Den Haferbrei auf zwei Teller verteilen, die Apfelscheiben darauflegen und den Kokosjoghurt darübergeben. Mit dem Ahornsirup beträufeln und mit Goji-Beeren und Walnüssen anrichten.

NACKTHAFER-PORRIDGE

150 g Nackthafer
½ EL Kokosöl
½ TL gemahlener Zimt
1 TL gemahlene Kurkuma
¼ TL gemahlener Ingwer
1 Prise Salz
300 ml Mandeldrink
1½ EL Reissirup
2 EL Mandelstifte
1 Mango
200 g Kokosjoghurt
2 EL Hanfsamen

Am Vorabend den Nackthafer in einer Pfanne ohne Fett vorsichtig anrösten. Sobald er abgekühlt ist, mahlen (das funktioniert gut mit einem Blitzhacker) und in der doppelten Menge Wasser in einer verschließbaren Glasschüssel über Nacht einweichen.

Am nächsten Tag den Nackthafer in ein Sieb gießen, abspülen und abtropfen lassen. In einem Topf das Kokosöl erhitzen, die Gewürze dazugeben und kurz anrösten. Mit dem Mandeldrink ablöschen und den Nackthafer dazugeben. Alles mit dem Reissirup aufkochen und unter gelegentlichem Rühren 15 Minuten köcheln lassen.

Die Mandelstifte vorsichtig ohne Fett in einer Pfanne anrösten. Die Mango waschen, schälen und in Scheiben schneiden. Den Porridge auf zwei Schalen verteilen, mit Mangospalten und Kokosjoghurt anrichten und mit gerösteten Mandelstiften und Hanfsamen bestreut servieren.

Nackthafer ist eine besondere Haferzüchtung und hat ein noch besseres Nährstoffprofil als Hafer, zum Beispiel einen höheren Gehalt essentieller Fettsäuren. Außerdem muss er – im Gegensatz zum Hafer – nicht aufwendig entspelzt werden, wodurch die Nährstoffe besser erhalten bleiben.

HIRSE-KARAMELL-PORRIDGE

80 g Hirseflocken
400 ml Cashewdrink
¼ TL Nelkenpulver
¼ TL gemahlene Vanille
1 Apfel (Gala)
2 EL Cashewmus
2 EL Ahornsirup
1 Prise Salz
2 EL gehackte Cashewnüsse

Die Hirseflocken mit Cashewdrink, 200 ml Wasser und Gewürzen aufkochen und unter gelegentlichem Rühren 8 Minuten köcheln lassen.

Den Apfel vierteln, entkernen und in dünne Spalten schneiden. Den Hirsebrei auf zwei Schüsseln verteilen und die Apfelspalten sofort darauflegen.

Das Cashewmus in einem kleinen Topf etwas erwärmen und mit Ahornsirup und Salz vermischen. Die Cashewnüsse in einer Pfanne anrösten. Den Karamell über den Porridge geben und mit gehackten Cashewnüssen bestreut servieren.

HAFERKLEIE-PORRIDGE

450 ml Mandeldrink
100 g Haferkleie
1 TL gemahlener Zimt
1–2 TL Dattel- oder Kokosblütensirup
6 verzehrfertige Maronen
150 g rote Trauben
1 kleiner Apfel (Gala)
250 g Kokosjoghurt

Den Mandeldrink mit 250 ml Wasser in einen Topf geben. Haferkleie, Zimt und Sirup unter Rühren hineingeben und aufkochen. Die Hitze reduzieren und den Brei 10 Minuten leicht köcheln lassen.

Die Maronen in feine Scheiben schneiden. Eine Pfanne erhitzen und die Maronenscheiben darin vorsichtig ohne Fett anrösten. Die Trauben waschen und abtropfen lassen. Den Apfel waschen, entkernen und in kleine Stücke schneiden.

Den Haferkleie-Porridge auf zwei Teller verteilen und mit Maronenscheiben, Trauben, Apfelstückchen und Kokosjoghurt servieren.

Haferkleie gilt als richtiges Superfood: Sie enthält unter anderem den Ballaststoff Beta-Glucan. Beta-Glucan sättigt gut, kann langfristig bei Verstopfung helfen und auch erhöhte Cholesterinwerte senken.

GEDECKTER APFELKUCHEN

Bei uns gab es früher jeden Sonntag gedeckten Apfelkuchen. Dazu liefen die Goldberg-Variationen, gespielt von Glenn Gould, auf dem wohltemperierten Klavier. Rückblickend erscheinen mir diese Sonntage so losgelöst und frei vom restlichen Weltenlauf. Ein wenig aus dieser entrückten Zeit hole ich uns (beinahe) jeden Sonntag zurück.

Für 1 Springform (ø 22 cm)

Für den Mürbeteig

230 g Dinkelmehl Type 630 + etwas mehr zum Verarbeiten
70 g Dinkelvollkornmehl
100 g Kokosblütenzucker
1 Prise Salz
200 g vegane Butter

Für die Füllung

4–5 säuerliche Äpfel (Boskop oder Falstaff)
1 EL Kokosblütenzucker
1½ TL gemahlener Zimt
1–2 EL Dinkel-Semmelbrösel
1–2 EL Mandelstifte (optional)

Für den Mürbeteig die trockenen Zutaten in eine Rührschüssel geben. Die vegane Butter in Stücken dazugeben und alles rasch zu einem glatten Teig verkneten. Den Teig kurz im Kühlschrank kalt stellen.

Den Backofen auf 200 °C (Ober-/Unterhitze) vorheizen. Die Äpfel waschen, schälen, entkernen und grob raspeln. Mit Kokosblütenzucker, Zimt und Semmelbröseln vermischen. Optional die Mandelstifte unterheben.

Den Boden der Springform mit Backpapier auslegen. Zwei Drittel des Teiges in die Form drücken und die Ränder etwas hochziehen. Mit einer Gabel mehrfach einstechen. Die Apfelmasse darauf verteilen. Anschließend den restlichen Teig auf einer bemehlten Arbeitsfläche in Größe der Backform ausrollen und als Deckel auf die Apfelmasse legen. Der Teig darf an den Rändern gerne ein paar dekorative Falten schlagen.

Den Apfelkuchen 30–35 Minuten im heißen Ofen auf der mittleren Schiene backen, bis die Oberfläche leicht gebräunt ist, und anschließend etwas abkühlen lassen.

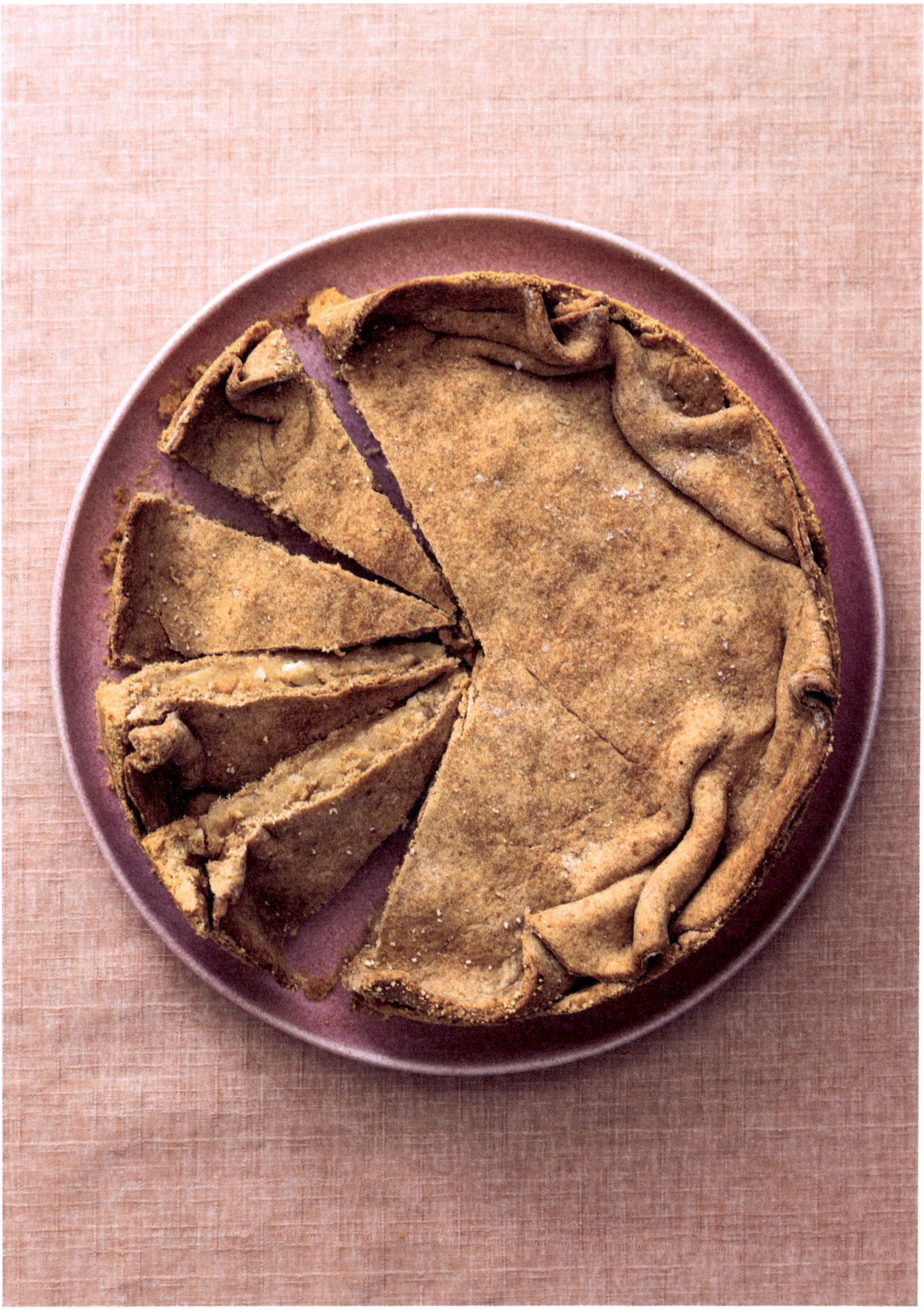

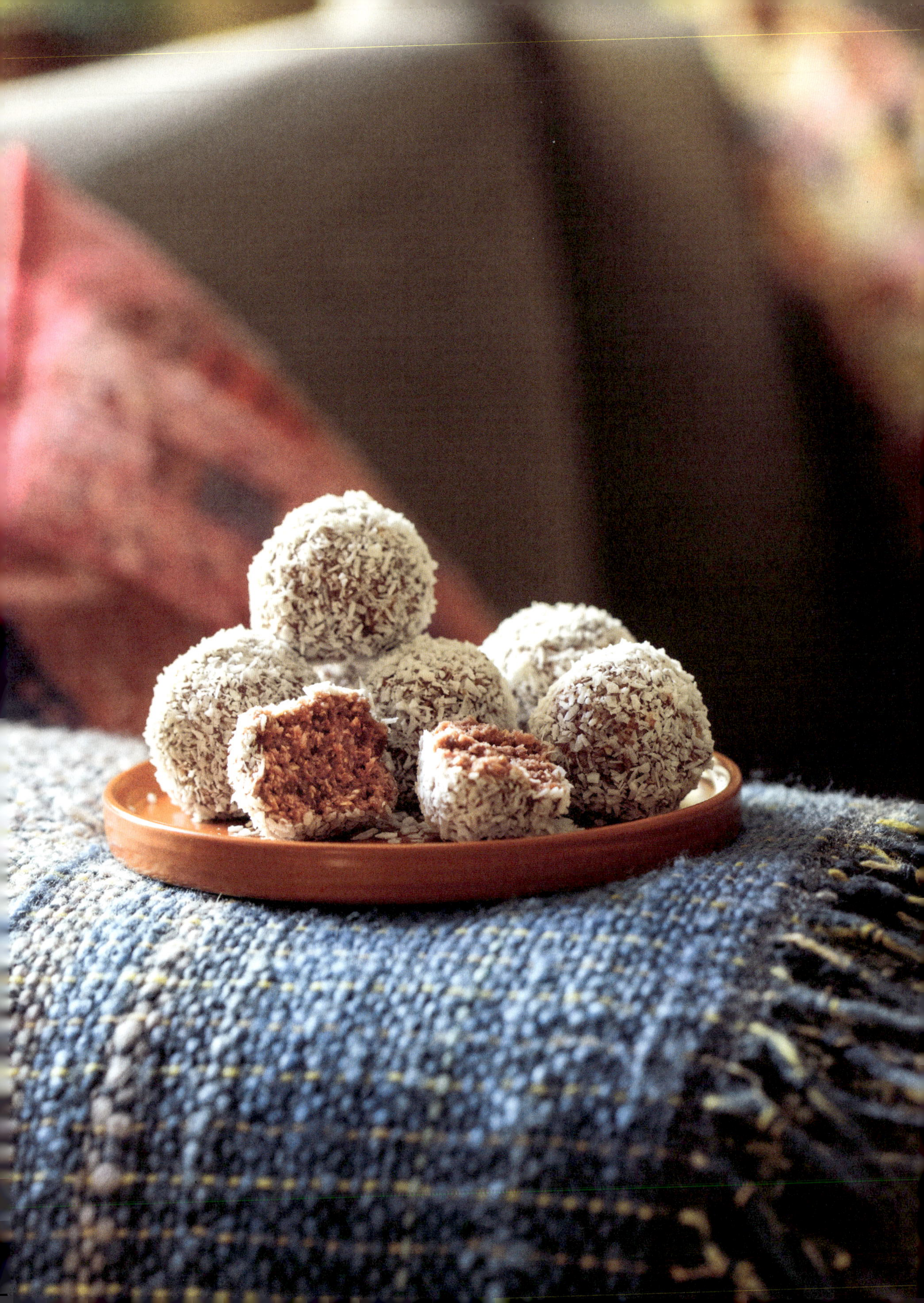

HIMBEER-ENERGYBALLS

Zu Weihnachten ist mir unsere Küchenmaschine durchgebrannt, als ich für die ganze Familie inklusive Oma und Opa Energyballs in rauen Mengen produzieren wollte. Die komplette Maschine ist einfach durchgeschmort. Von daher mein Tipp: Lieber nur mit der unten angegebenen Menge ans Werk gehen. Dafür zwei Mal hintereinander. Die Energyballs werden zu Weihnachten bestimmt aufgegessen.

Für 10–12 Stück

200 g entsteinte getrocknete Datteln
100 g Himbeeren
100 g Haferflocken
¼ TL gemahlene Vanille
50 g Mandelmus
5 g Chiasamen

Außerdem
30 g Kokosraspel

Die Datteln in heißem Wasser 20 Minuten einweichen. Die Himbeeren waschen und in einem Mixer oder mit einer Gabel zerkleinern. Die Datteln abgießen und mit den weiteren Zutaten zu dem groben Himbeermus geben. Alles pürieren, bis eine klebrige Masse entsteht.

Anschließend mit feuchten Händen 10–12 kleine Bällchen daraus formen und die Kugeln in den Kokosraspeln wälzen. Die Energyballs mindestens 1 Stunde oder über Nacht abgedeckt kalt stellen.

Die Energyballs funktionieren auch problemlos mit TK-Himbeeren, falls es einmal besonders schnell gehen muss. Sie lassen sich am besten in einer verschließbaren Glasschüssel aufbewahren und halten sich 2–3 Tage.

ERDNUSS-CHIA-OVERNIGHT

Mit Anfang zwanzig war ich in New York. Das war eine ganz große Sache, denn bis dahin war ich nicht viel weiter als bis nach Dänemark gekommen. Meine Eltern hielten schon in den 70er-Jahren nicht sonderlich viel von Flugreisen. Jedenfalls habe ich in New York an einem köstlichen Erdnuss-Küchlein meiner besten Freundin geknabbert. In Erinnerung daran erfreue ich mich an den kleinen Erdnussbutter-Wölkchen in diesem Overnight-Flight.

Für 2 Personen

3 EL Chiasamen
75 g feine Haferflocken
400 ml Cashewdrink
2 TL Ahornsirup
2 EL Erdnussbutter
1 Handvoll Himbeeren
1 Mango
1 kleine Banane

Am Vorabend Chiasamen und Haferflocken mit Cashewdrink und 50 ml Wasser in einer verschließbaren Glasschüssel vermischen, sodass alles von Flüssigkeit bedeckt ist. Dann Ahornsirup und Erdnussbutter unterrühren. Die Erdnussbutter muss sich nicht komplett auflösen. Es dürfen kleine Stückchen erhalten bleiben. Alles abgedeckt über Nacht in den Kühlschrank stellen.

Am nächsten Tag Himbeeren und Mango waschen, die Mango entkernen und in dünne Scheiben schneiden. Die Banane schälen und ebenfalls in Scheiben schneiden. Den Porridge auf zwei Schüsseln verteilen und mit Himbeeren, Mango und Banane servieren.

Bei diesem Overnight-Porridge gibt es viele leckere Varianten: Es schmeckt auch eine weniger fruchtige Version, in der statt Mango und Himbeeren Granatapfelkerne über das Porridge gestreut werden und Kokosjoghurt darüber geträufelt wird.

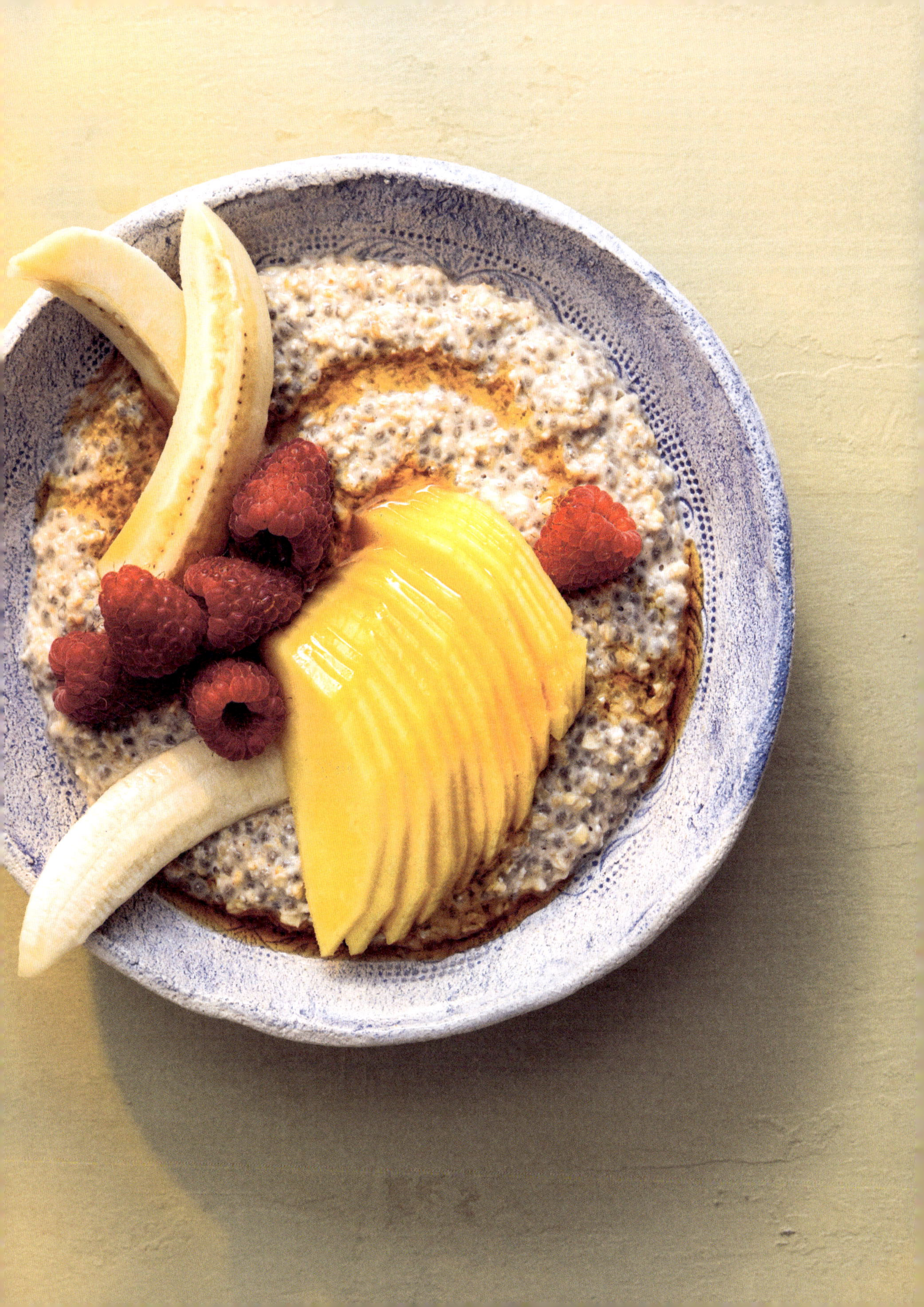

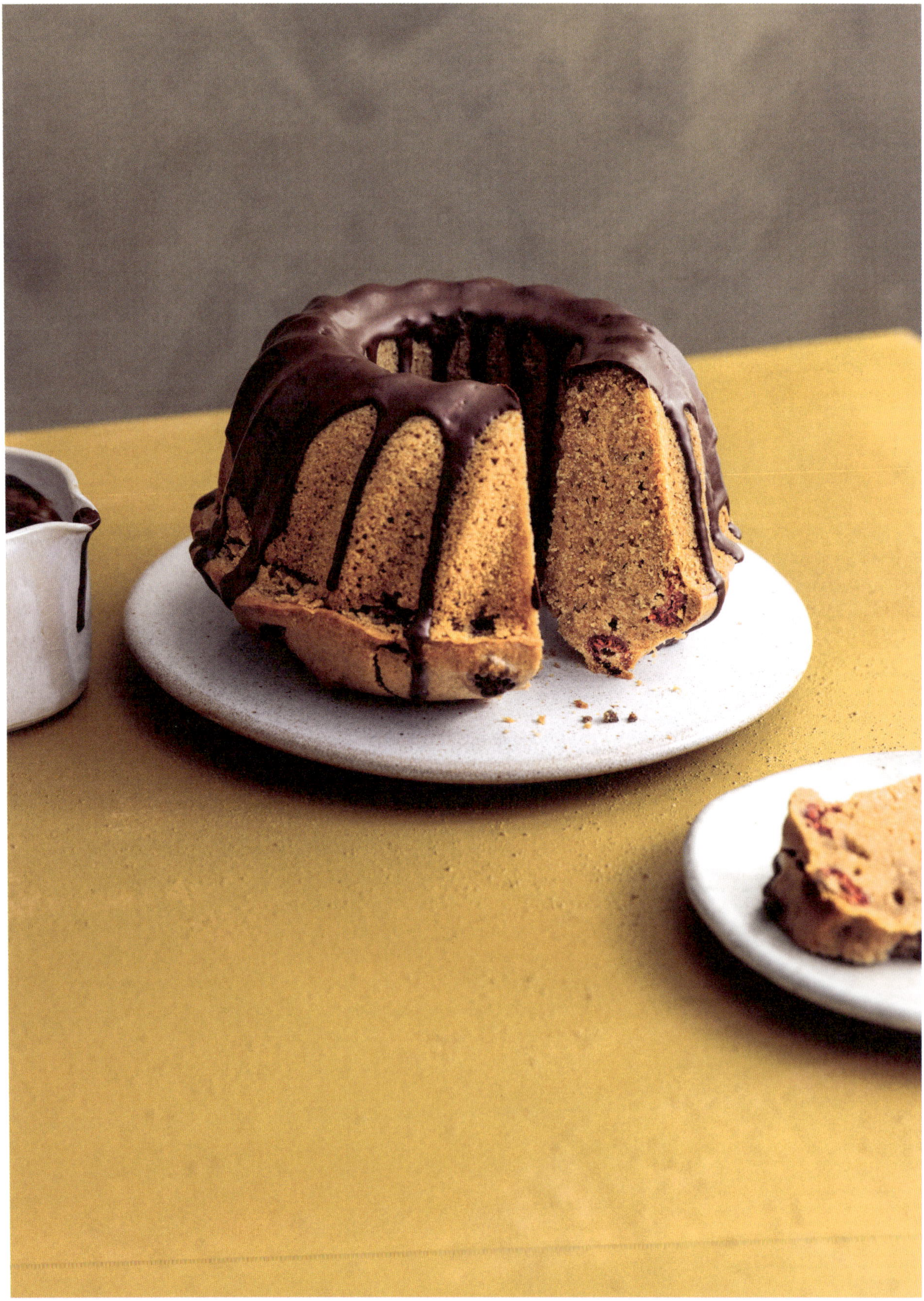

GUGELHUPF MIT SOJAJOGHURT

Früher wohnte meine Freundin gleich nebenan. An ihrem Geburtstag gab es immer einen Gugelhupf. Wenn wir Kinder zur Feier kamen, sah es so feierlich aus, wie der Schokoladenüberzug perfekt in den Vertiefungen herunterlief. Daneben stand ein rotes Holzpferdchen mit Kerze. Daran muss ich jetzt denken, wenn ich einen Gugelhupf backe – nur schmeckt meiner nicht nach Zitrone, sondern ganz zart nach Himbeeren.

Für 1 Gugelhupf-Form (ø 18 cm)

125 g vegane Butter
80 g Kokosblütenzucker
1½ TL gemahlene Vanille
230 g Dinkelmehl Type 630
50 g Dinkelvollkornmehl
3 TL Backpulver
1 EL Speisestärke
½ TL Salz
80 g Sojajoghurt
Saft von ½ Zitrone
130 ml Reisdrink Kokosnuss
20 g gefriergetrocknete Himbeeren
80 g vegane Zartbitterschokolade (70 % Kakao)

Außerdem

1 EL Kokosöl für die Form

Den Backofen auf 180 °C (Ober-/Unterhitze) vorheizen und die Gugelhupf-Form mit Kokosöl einfetten. Die vegane Butter in einem Rührbecher aus Edelstahl im heißen Wasserbad schmelzen. Zucker und Vanille dazugeben und alles mit den Rührbesen des Handrührgeräts schaumig schlagen.

Beide Mehlsorten mit Backpulver, Speisestärke und Salz in einer Rührschüssel mischen. Sojajoghurt und Zitronensaft mit dem Kokos-Reisdrink mischen. Butter- und Reismilch-Zitronen-Gemisch zur Mehlmischung geben und alles rasch zu einem glatten Teig vermengen.

Den Teig in die Form füllen, die Himbeeren darüber verteilen, vorsichtig mit einem Löffel in den Teig drücken und den Kuchen 45–50 Minuten im heißen Ofen auf der mittleren Schiene backen. Den Gugelhupf 10 Minuten in der Form abkühlen lassen, dann auf eine Platte stürzen. Den Kuchen ganz auskühlen lassen.

Die Schokolade in Stücke brechen und im heißen Wasserbad schmelzen. Vorsichtig über den Gugelhupf geben, sodass sie sich gleichmäßig verteilt. Gugelhupf kurz im Kühlschrank kalt stellen, sodass die Schokolade wieder fest wird.

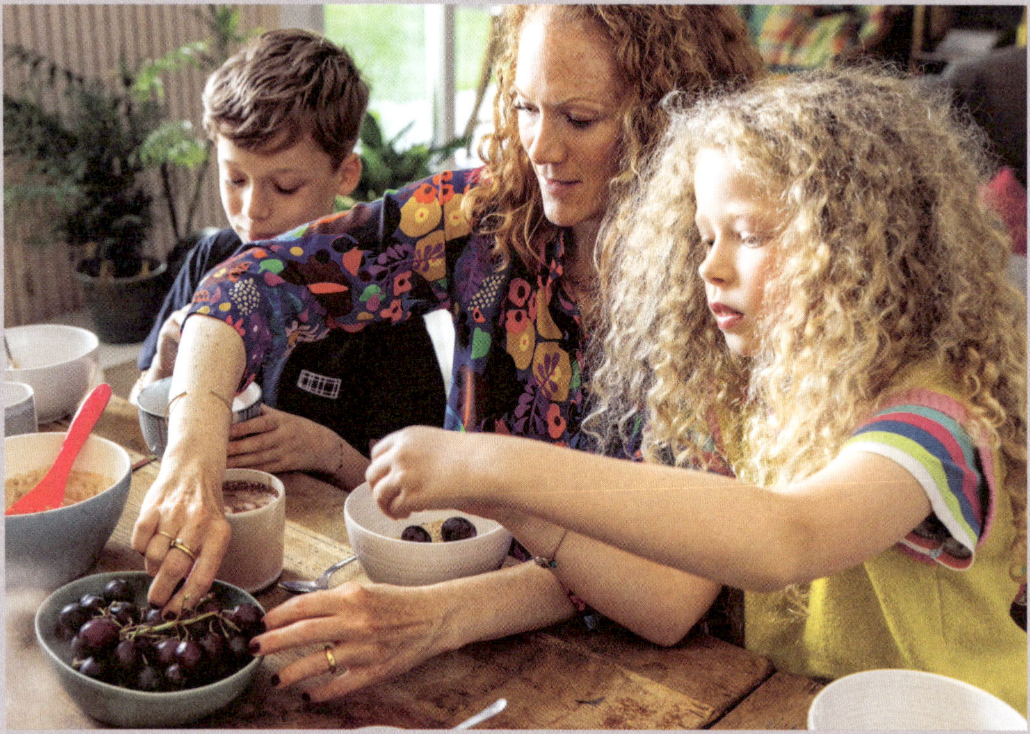

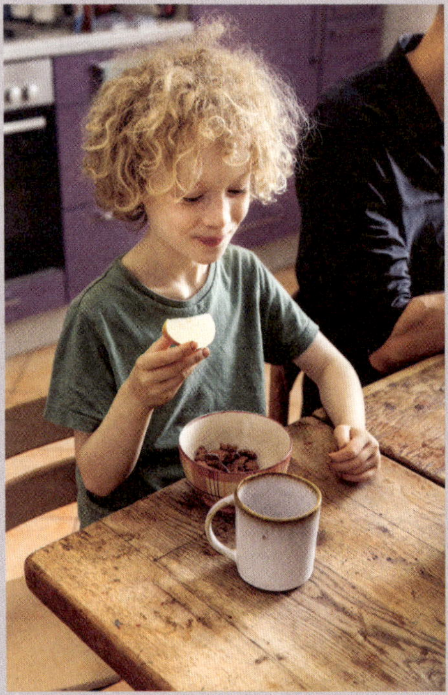

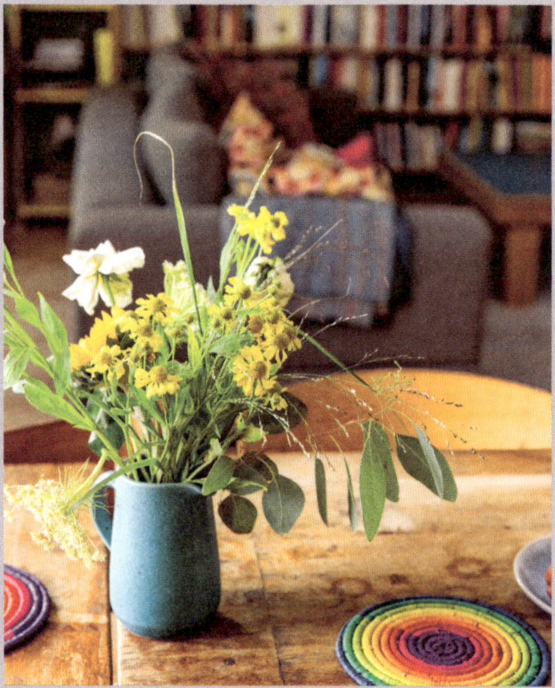

KINDER, FAMILIE UND ESSEN

Für meinen Mann und mich koche ich vollwertig vegan, für unsere Kinder gibt es noch etwas Fleisch oder Ei dazu. Je nach Geschmack und Vorliebe. Es ist ja kein Geheimnis, dass Geschmäcker verschieden sind. Und das gilt auch für unsere Kinder. Ihre Geschmäcker sind sehr unterschiedlich; speziell, was das Essen anbelangt. Pauschal kann festgehalten werden, dass eins grundsätzlich nicht das mag, was die anderen mögen. Zwei von ihnen mögen Reis, eins von ihnen mag Kartoffeln. Zwei von ihnen mögen Haferbrei, eins von ihnen mag nur Grießbrei. Zwei mögen Rührei, eins mag Spiegelei. Eine Ausnahme gibt es: Alle mögen Nudeln mit Brokkoli und Fischstäbchen. Nun kann ich nicht jeden Tag Nudeln mit Brokkoli und Fischstäbchen für meine Kinder kochen – das würde auf Dauer etwas einseitig werden. Das bedeutet, irgendwer ist immer nicht ganz zufrieden mit dem, was ich auf den Tisch stelle. Aber ich habe die wunderbare Vision, dass eines Tages alle restlos begeistert sein werden von dem, was es jeweils gibt. Noch ist das Ziel nicht ganz erreicht. Derweil übe ich mich in Gelassenheit und Akzeptanz. Ich sage mir: »Alexa, nichts bringt dich schneller deiner Erleuchtung näher.«

Wenn das nicht hilft, tröste ich mich mit der Erinnerung an meine Kindheit. Wenn meine Geschwister und ich aus der Schule kamen, war meine Mutter schon aus dem Büro nach Hause gehetzt und stand mit umgebundener Schürze in der Küche, um uns möglichst schnell das Essen vorsetzen zu können. Ich gesellte mich zu ihr, um noch ein bisschen mitzukochen, während sich meine Schwester im Wohnzimmer direkt aufs Sofa legte und ganz entspannt in einem Buch las.

Doch es gab Tage, an denen ich mir reichlich Mühe geben musste, keinen Tobsuchtsanfall zu bekommen. Nämlich immer dann, wenn meine Mutter – aus Kraftmangel oder um meiner großen Schwester eine Freude zu machen – Eierkuchen oder Kartoffelpuffer eingeplant hatte. Ich erinnere mich noch so gut an dieses entsetzliche Gefühl, wenn ich voller Vorfreude an den Herd trat, mich auf den überbackenen Gemüseauflauf mit kleinen Klößchen und Kartoffeln freute und ungläubig feststellen musste, dass meine Mutter einfach nur Eierkuchenteig anrührte oder Kartoffeln rieb! Sofort war meine Laune im Eimer. Ich konnte nicht verstehen, wie eine so intelligente Frau, wie es meine Mutter war, nicht einsehen konnte, dass ich Eierkuchen und Kartoffelpuffer absolut verabscheute. Wo blieben die Beilagen und die Würze? Das waren für meine arme Mutter bestimmt schwere Stunden …

Ungeachtet der verschiedenen Geschmäcker unserer Kinder haben mein Mann und ich uns früh entschieden, bei der Ernährung unserer Familie darauf zu achten, dass wir uns, so gut es geht, ausgewogen oder vollwertig ernähren. Wer im Bioladen einkauft, weiß, dass das eine Entscheidung mit echten Konsequenzen ist. Für diese Art der Gesunderhaltung und Nachhaltigkeit geben wir Geld aus, das wir an anderer Stelle einsparen müssen. Nur Brot oder Chips zu essen wäre zwar auch vegan – aber noch lange nicht ausgewogen.

Da unsere Kinder auch in der Schule essen, fehlt mir da teilweise der tägliche Überblick. Von daher konzentriere ich mich zumindest darauf, ihnen möglichst viel Obst und Gemüse in der Brotbox mitzugeben und ihnen beizubringen, dass naturbelassene Ernährung etwas Schönes ist. Was nicht heißt, dass das Gemüse und Obst auch verlässlich gegessen wird. Es kann in unserer Zivilisation eine echte Herausforderung sein, Kinder für Rohkost zu begeistern. Die Verführungen und die künstliche Geschmacksintensität im Snack-Bereich sind grenzenlos. Wie alle anderen Kinder wünschen sie sich dringend Ketchup, Hotdogs und Süßes. Inzwischen kann ich sagen, dass es sehr gut funktioniert, wenn man einen »Snack-Teller« aus Möhren, Apfel und Gurke hinstellt, während sie basteln, Hörspiel hören oder Hausaufgaben machen. Ich bin keine Dogmatikerin, sondern voller Dankbarkeit, wenn Holly abends plötzlich neben mir am Herd steht, um sich ein Ei zu kochen, oder Aaron sich einen interessanten Smoothie kreiert. Denn aus eigener Erfahrung weiß ich, dass wir alle irgendwann – auf unsere eigene Weise – zu unseren Wurzeln zurückkehren und das anwenden, was wir von unseren Eltern Hilfreiches gelernt haben.

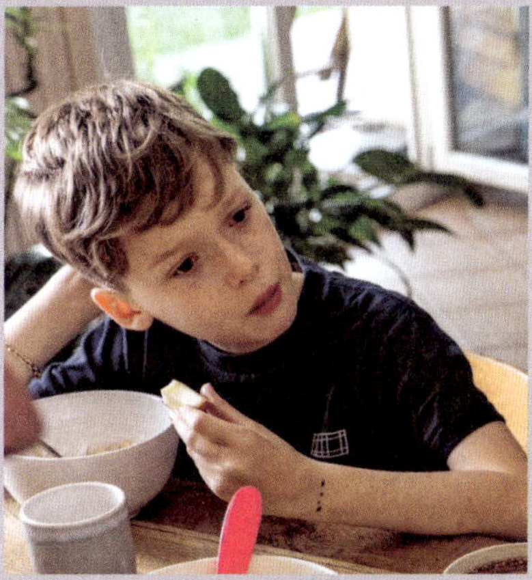

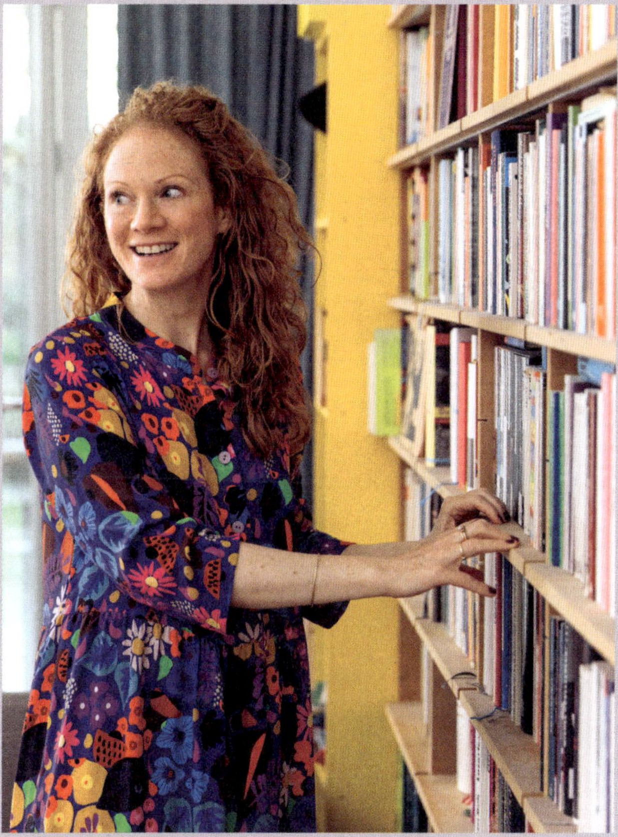

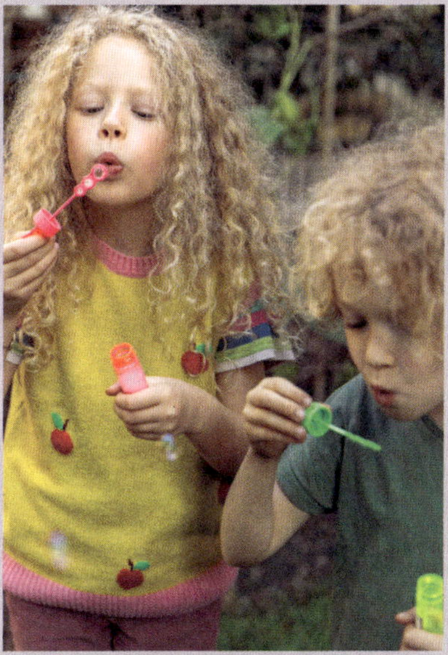

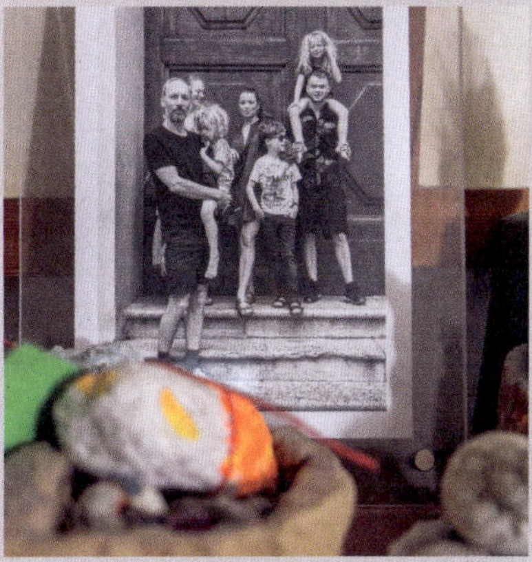

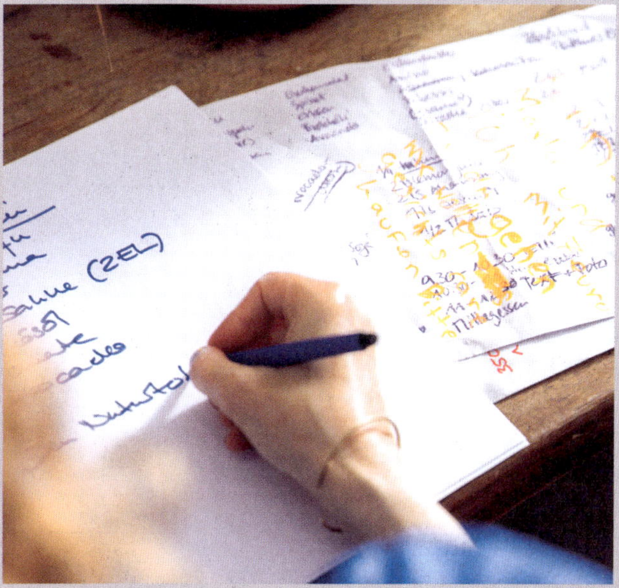

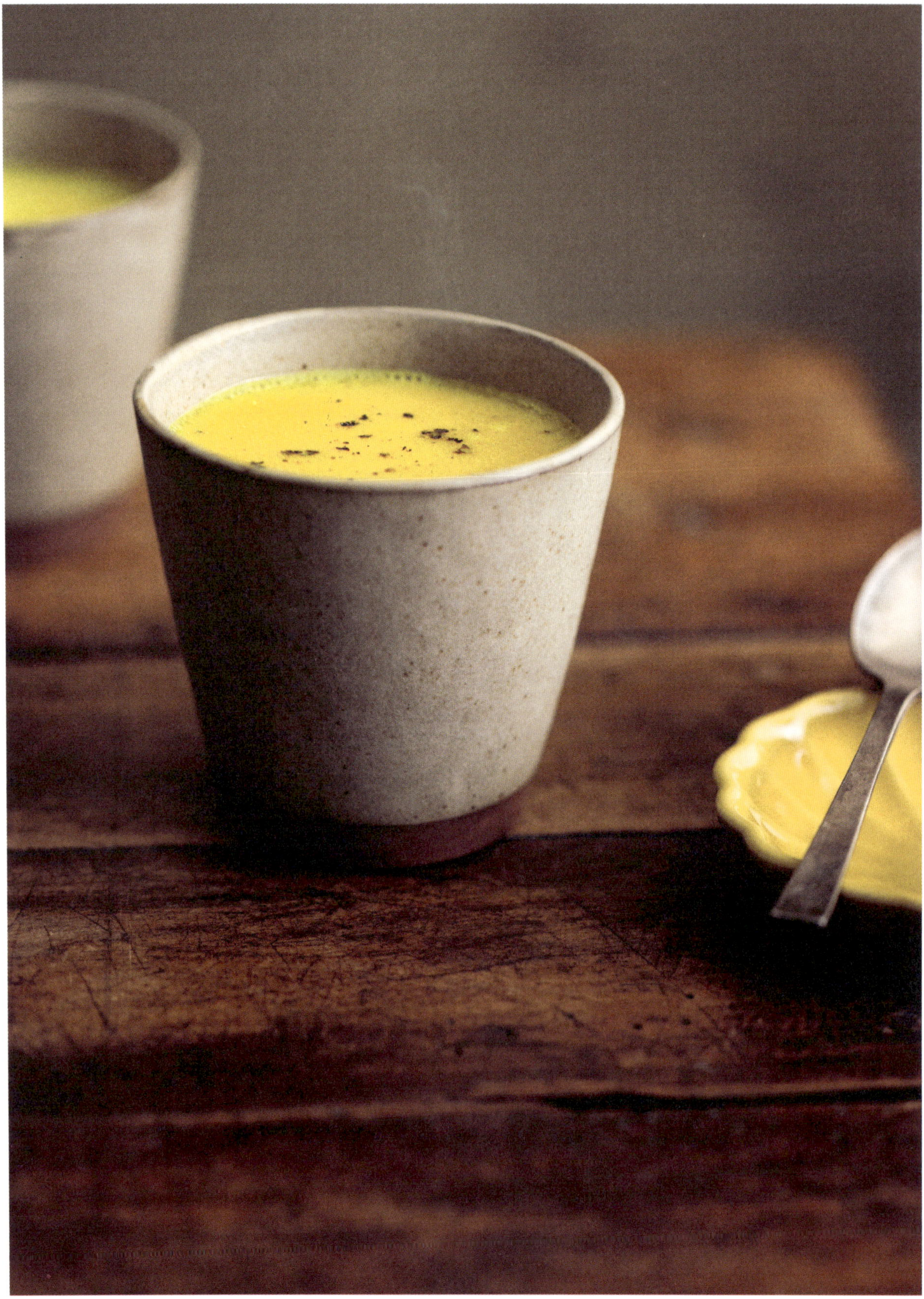

GOLDENE MILCH

Wann immer ich Goldene Milch trinke, habe ich das Gefühl, mein Leben verlängert sich schlagartig um zehn Jahre. Die darin enthaltene Kurkuma ist wirklich ein Wundermittel gegen einige ernstzunehmende Erkrankungen. Gleichzeitig schmeckt die warme Milch so gut nach einem fernöstlichen Urlaub, dass sich augenblicklich eine tiefe, wohlige Entspannung einstellt.

Für 2 Personen

- 1 Stück Ingwer (1 cm)
- 2 TL gemahlene Kurkuma
- ¼ TL schwarzer Pfeffer
- ½ TL gemahlene Vanille
- 450 ml Barista-Haferdrink
- ½ TL Kokosöl
- 2 TL Agavensirup

Den Ingwer schälen, fein würfeln und mit den Gewürzen und 30 ml Wasser in einem Topf vorsichtig aufkochen und köcheln lassen, bis das Wasser verdampft und eine Ingwer-Gewürz-Paste entsteht.

Die aromatische Paste mit zwei Dritteln des Haferdrinks einige Minuten köcheln lassen und anschließend durch ein Sieb gießen, sodass die Ingwerstückchen aufgefangen werden. Nun das Gewürz-Milch-Gemisch mit dem restlichen Haferdrink verrühren, Kokosöl und Sirup dazugeben und die Goldene Milch auf zwei Keramiktassen verteilen.

HAFERWAFFELN MIT WEIZENGRAS-KOKOS-JOGHURT UND BEEREN

Diese Waffeln lieben meine Kinder, weil sie so schön nach Banane schmecken. Wenn dann auch noch der grüne Kokosjoghurt dazukommt und ganz oben drauf die roten Himbeeren, wird uns allen ganz feierlich ums Herz. Und ich habe das gute Gefühl, dass ich als vorbildliche Mutter für gesunde Ernährung gesorgt habe.

Für 2 Personen

Für den Teig

50 g Hafermehl
50 g Dinkelmehl Type 630
1 EL Kokosblütenzucker
1 Prise Salz
1 TL gemahlene Vanille
1 TL Backpulver
1 reife Banane
150 ml Haferdrink

Außerdem

150 g Kokosjoghurt
1 TL Weizengraspulver
2 Handvoll Blaubeeren oder Himbeeren

Hafer- und Dinkelmehl mit Kokosblütenzucker, Salz, Vanille und Backpulver vermischen. Die Banane schälen und zerdrücken. Die Mehlmischung mit Banane und Haferdrink rasch zu einem glatten Teig verquirlen. 10 Minuten quellen lassen.

Unterdessen Kokosjoghurt mit Weizengraspulver vermengen und die Beeren waschen und verlesen.

Das Waffeleisen vorheizen und auf die gewünschte Stufe stellen. Eine Kelle Teig hineingeben und die erste Herzchenwaffel gut durch backen, so weitere drei Waffeln backen. Die vier Waffeln auf zwei Tellern anrichten, den Weizengras-Kokosjoghurt darauf verteilen und mit den Beeren garniert servieren.

Der Geschmack von Weizengraspulver ist gewöhnungsbedürftig, Kinder mögen erfahrungsgemäß lieber Himbeerpulver.

Am besten immer frisches Weizengras verwenden, es lässt sich auch prima auf der Fensterbank ziehen. Wenn – wie in diesem Rezept – nur die Verwendung des Pulvers Sinn ergibt, unbedingt auf eine gute Qualität achten.

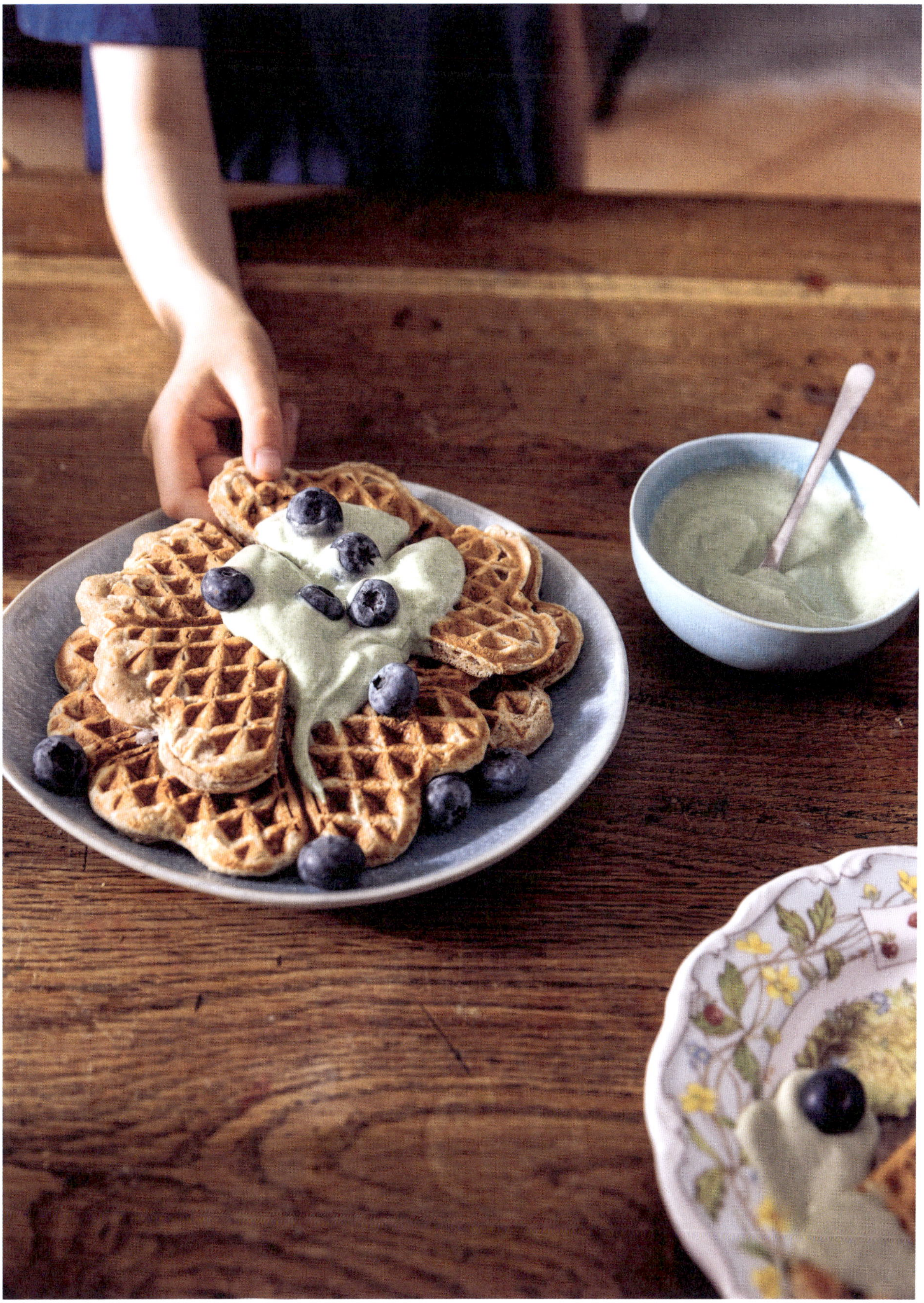

KARDAMOM-LATTE

Bis ich Veganerin wurde, hatte ich ausgesprochen wenig mit Kardamom zu tun. Ich wusste nicht mal, ob es »Kardamom« oder »Kardamon« heißt. Jetzt bin ich schlauer, auch, was die Köstlichkeit dieses Gewürzes anbelangt. Im Übrigen wirkt es antibakteriell, hilft bei grippalen Infekten und regt die Durchblutung an. Kein Wunder, dass es als eins der teuersten Gewürze der Welt gilt.

Für 2 Personen

400 ml Barista-Haferdrink
2 TL gemahlener Kardamom
1 Prise frisch geriebene Muskatnuss
¼ TL gemahlene Nelken
¼ TL gemahlene Vanille
2 TL Agavensirup

Den Haferdrink in einem Topf erwärmen und aufschäumen. Die Gewürze in 20 ml heißem Wasser gut vermischen und zum Haferdrink geben. Den Kardamom-Latte mit Agavensirup süßen, auf zwei Tassen verteilen und heiß genießen.

Gewürznelken werden traditionell bei Zahnschmerzen angewendet und gelten als starke Antioxidantien. Auch die Muskatnuss wirke antioxidativ, heißt es; sie wird aber auch gerne als natürliches Aphrodisiakum eingesetzt. Kardamom soll eine beruhigende Wirkung auf Magen und Darm haben. Eine gelungene Mischung also für Körper und Seele!

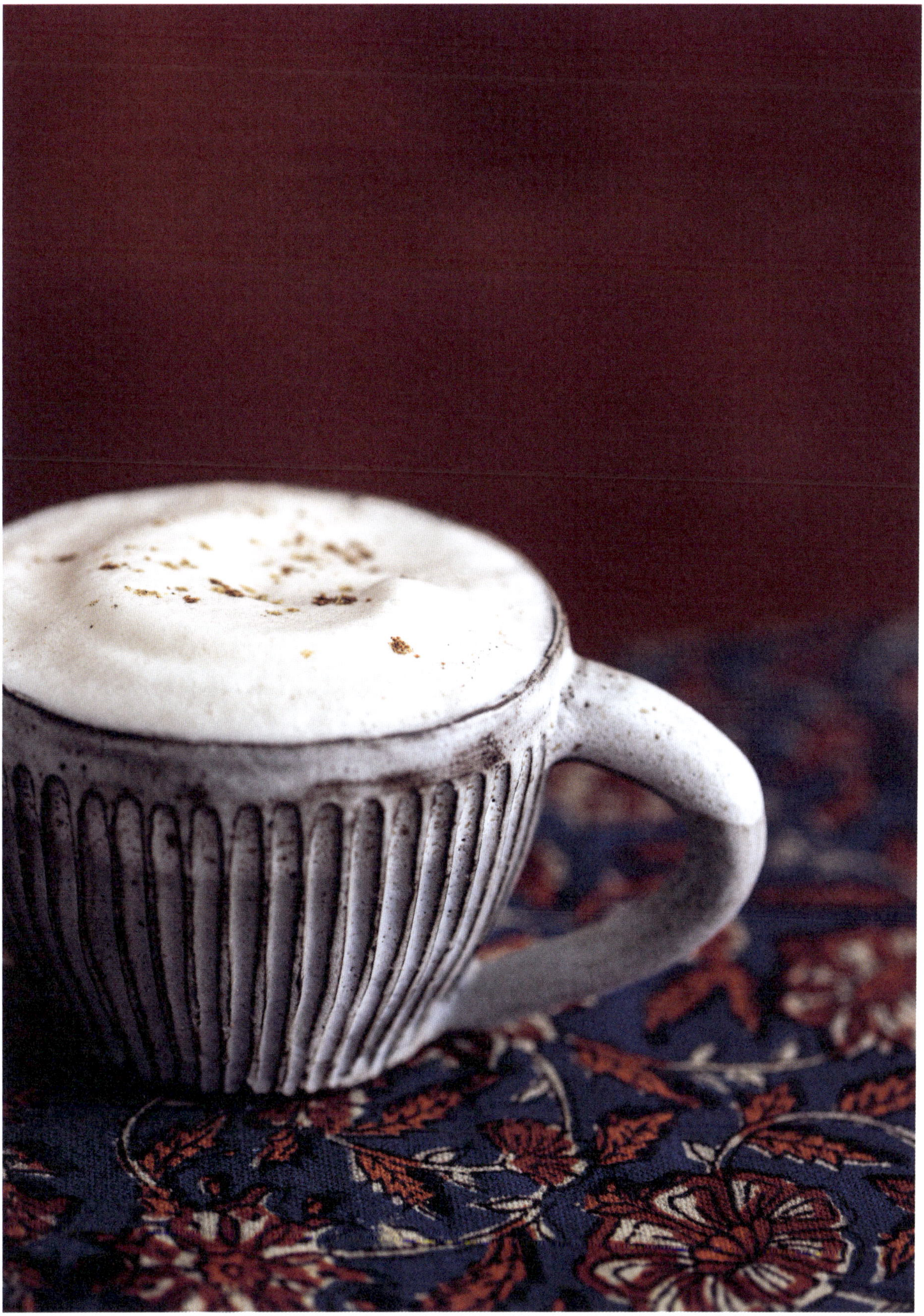

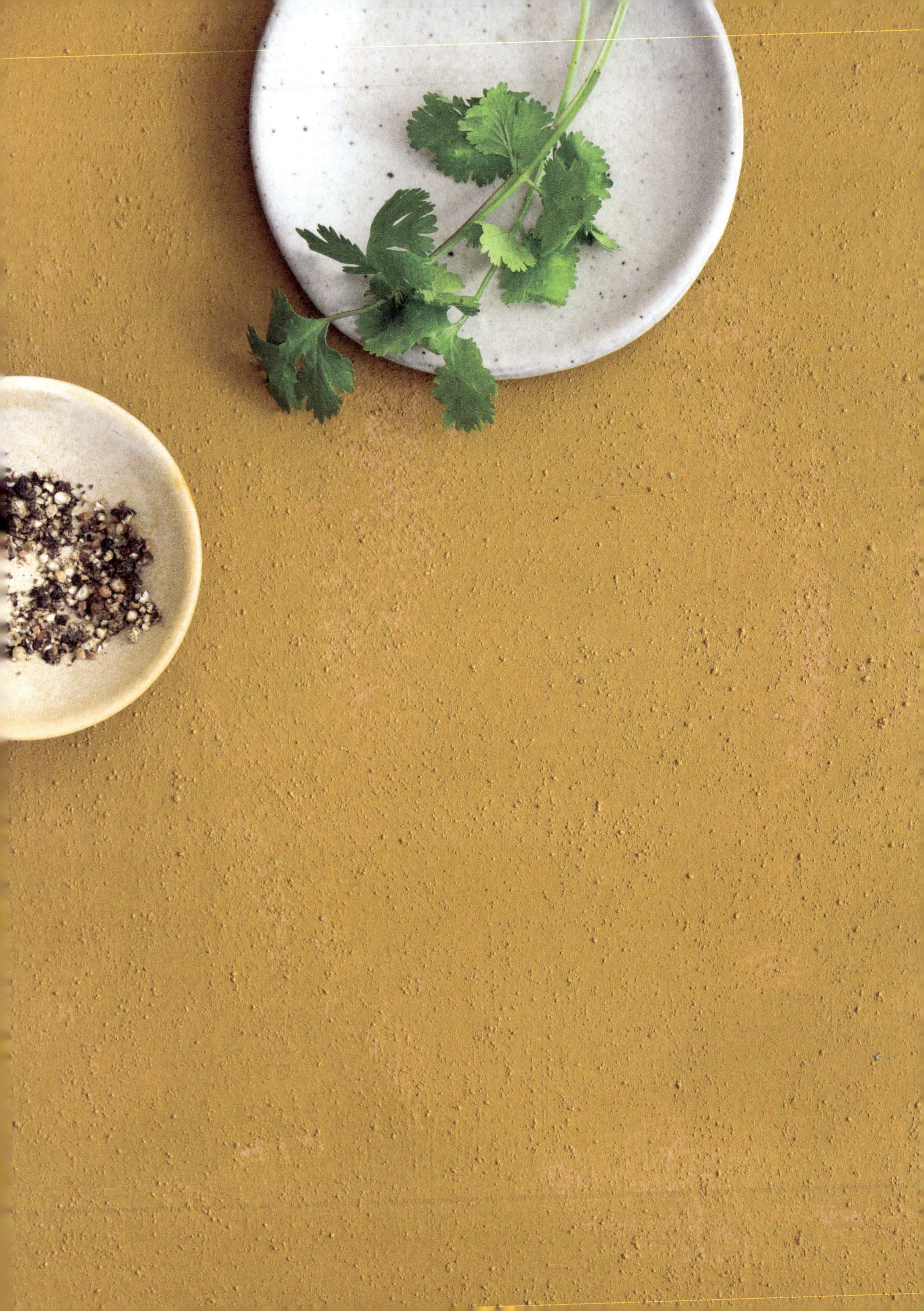

HEILEND & HERZHAFT

Wärmendes für Körper und Geist

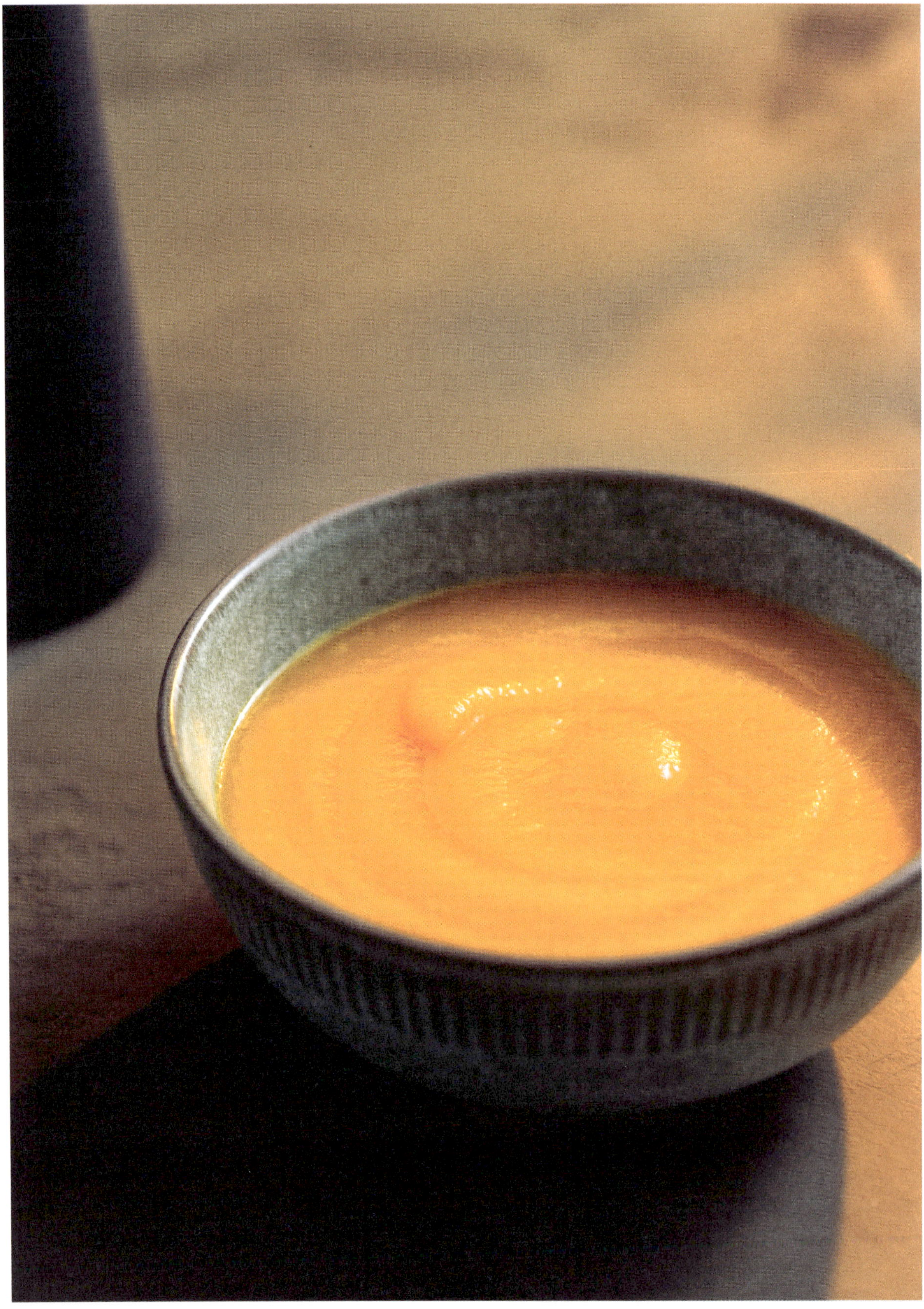

MORO-KAROTTEN-SUPPE

Diese sehr einfache Karottensuppe ist für mich das Paradebeispiel dafür, dass pflanzliche Nahrung heilen kann. Es braucht tatsächlich nur Möhren, Wasser und Salz. Und wieder frage ich mich: Warum lernen wir nicht schon als Kinder, wie wir uns und unseren Mitmenschen so leicht helfen können? Warum zerstören wir die Natur, die wir am dringendsten zur Gesunderhaltung für unser Leben brauchen?

Für 2 Personen

500 g Möhren
3 g Salz

Die Möhren schälen, klein schneiden und mindestens 1 Stunde in 1 l Wasser köcheln lassen. Anschließend von der Kochstelle nehmen, ein wenig von dem Kochwasser abgießen und in einem Glas auffangen.

Die Möhren pürieren. Nun das abgegossene Wasser dazugeben, umrühren und das Salz hinzufügen.

Um 1908 rettete der bedeutende österreichische Kinderarzt Ernst Moro durch die Gabe dieser einfachen Karottensuppe unzähligen Kindern mit Durchfallerkrankungen das Leben. Durch das lange Kochen der Möhren entstehen kleinste Zuckermoleküle, die den Rezeptoren der Darmschleimhaut sehr ähneln. Die krankmachenden Darmkeime docken statt an der Darmwand an diesen Molekülen an und werden einfach ausgeschieden. Auf diese Weise kann die Darmflora wieder gesunden.

SPINATSUPPE

Lange Zeit habe ich einen großen Bogen um Suppen gemacht, weil es da nichts zu Kauen gibt. Inzwischen sehe ich die Lage etwas anders. Schon der Ernährungsexperte Horace Fletcher riet im 19. Jahrhundert dazu, Suppe zu kauen – bzw. zu fletchern. Das heißt, die Nahrung ordentlich einzuspeicheln, um sie bestmöglich vorzuverdauen und zu verstoffwechseln. Neben dieser einzigartigen Erkenntnis kochen sich Suppen schnell, sind warm, entspannen und sind voller herrlicher Nährstoffe.

Für 2 Personen

Für die Suppe

1 kleine rote Zwiebel
1 Stück Ingwer (2 cm)
150 g mehligkochende Kartoffeln
1 EL Kokosöl
400 ml Gemüsebrühe
300 g Blattspinat (frisch oder TK)
100 ml vegane Sahne
1 Prise frisch geriebene Muskatnuss
Salz
frisch gemahlener Pfeffer

Außerdem

½ Handvoll Brunnenkresse
2 TL Kürbiskerne
1 TL Omega-3-6-9-Öl

Zwiebel und Ingwer schälen, die Zwiebel würfeln, den Ingwer sehr fein würfeln. Die Kartoffeln schälen und in ca. 1,5 cm große Stücke schneiden. In einem Topf das Kokosöl erhitzen, Zwiebel und Ingwer darin anbraten. Die Kartoffelwürfel hinzugeben, kurz mitbraten. Die Brühe dazugießen und alles kurz aufkochen, anschließend mit geschlossenem Deckel 10 Minuten köcheln lassen. Den frischen Spinat abbrausen und hinzufügen bzw. den TK-Spinat dazugeben. Die Suppe weitere 5 Minuten köcheln lassen, bis die Kartoffeln und der Spinat gar sind. Alles pürieren und mit veganer Sahne, Muskat, Salz und Pfeffer abschmecken.

Die Brunnenkresse waschen und trocken schleudern. Die Kürbiskerne in einer Pfanne ohne Fett kurz anrösten. Die Spinatsuppe auf zwei Teller verteilen und mit Brunnenkresse, Kürbiskernen und Omega-3-6-9-Öl anrichten.

Für Salatdressings und Suppen verwende ich sehr gerne Omega-3-6-9-Öl; aus Leinöl, Hanf- und Kürbiskernöl. Bio-Algenöl nehme ich gerne für Porridges. Nur Algenöl enthält die (ansonsten nur in Meeresfrüchten enthaltenen) essenziellen Omega-3-Fettsäuren EPA und DHA.

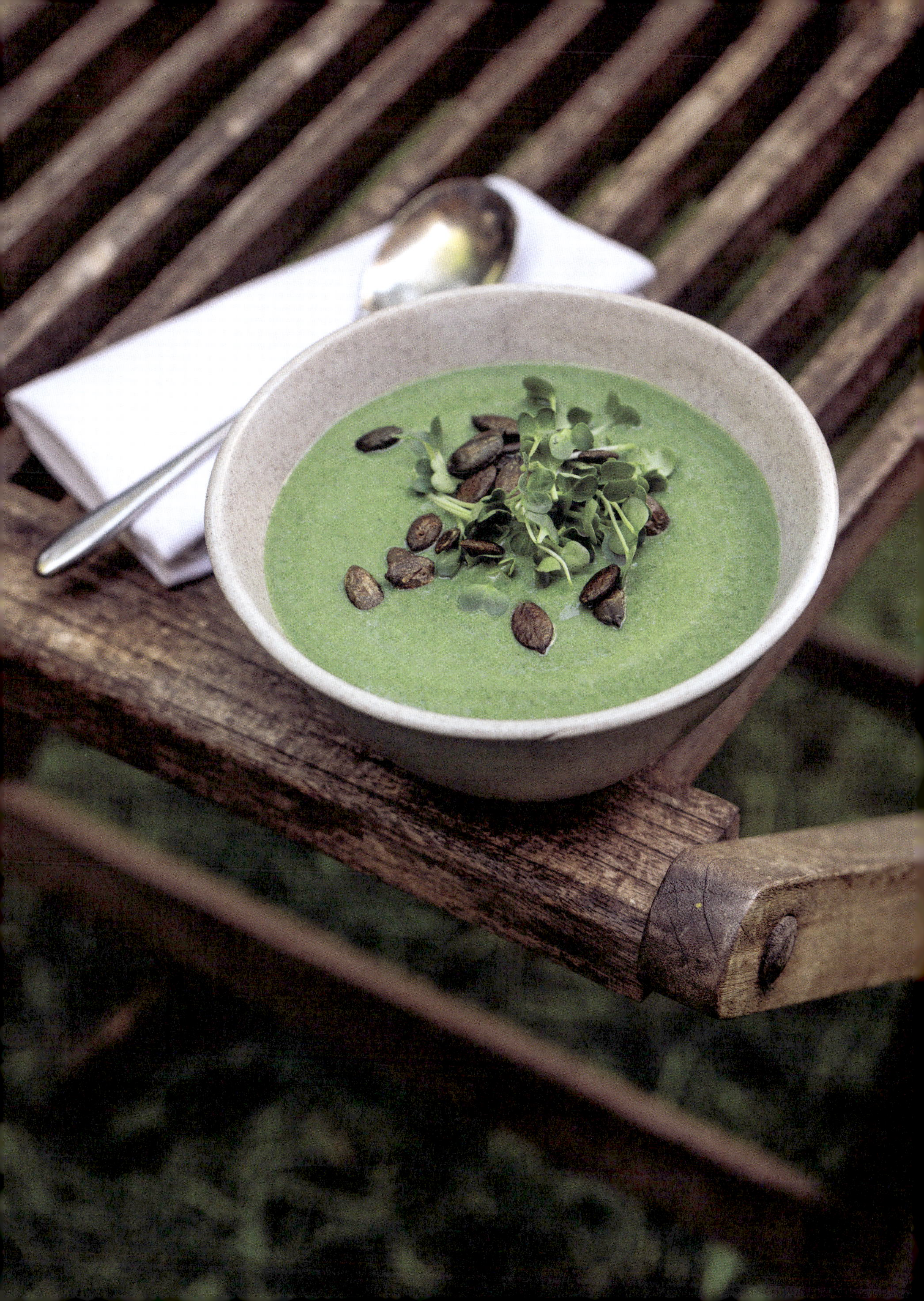

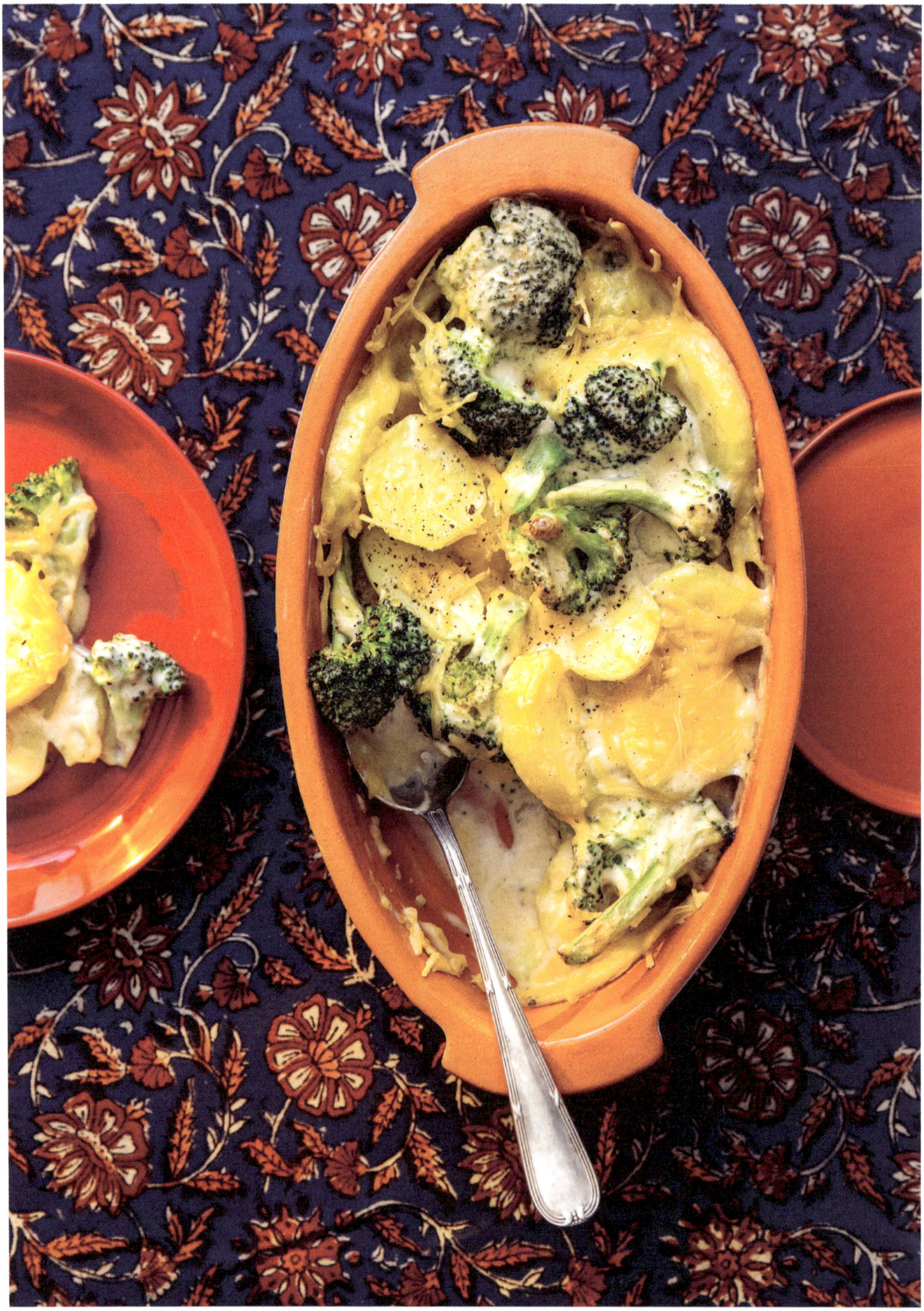

BROKKOLI-KARTOFFEL-AUFLAUF

Meine Mutter würde ich als die Königin des Auflaufs beschreiben. Bei uns gab es früher mittags häufig Auflauf, um uns Kinder zum begeisterten Gemüseessen zu animieren. Mit einer feinen Kruste aus geschmolzenem Käse ist ihr das grundsätzlich hervorragend geglückt.

Für 2 Personen

400 g festkochende Kartoffeln
250 g Brokkoli
Salz
25 g vegane Butter
2 EL Dinkelmehl (Type 630)
100 ml Gemüsebrühe
250 ml vegane Sahne
1 EL Hefeflocken
frisch gemahlener Pfeffer
1 Prise frisch geriebene Muskatnuss
100 g veganer Reibekäse

Außerdem

1 EL Olivenöl für die Form

Die Kartoffeln schälen und in dicke Scheiben schneiden. Den Brokkoli waschen und in Röschen zerteilen. Die Kartoffelscheiben mit geschlossenem Deckel 8 Minuten in Salzwasser köcheln lassen. Die Brokkoliröschen dazugeben und weitere 2 Minuten köcheln lassen. Den Backofen auf 190 °C (Ober-/Unterhitze) vorheizen.

Die vegane Butter im Topf zerlassen, das Mehl hineinrühren und kurz anschwitzen, dann den Topf von der Kochstelle nehmen. Unter ständigem Rühren langsam die Gemüsebrühe dazugießen, bis die Masse klümpchenfrei andickt. Den Topf wieder auf die Herdplatte stellen und nach und nach unter leichtem Köcheln vegane Sahne und Hefeflocken einrühren, bis eine sämige Masse entsteht. Die Mehlschwitze mit Salz, Pfeffer und Muskat abschmecken.

Eine Auflaufform mit Olivenöl einfetten. Kartoffeln und Brokkoli hineinfüllen, mit der Soße übergießen und dem Reibekäse bestreuen und 30 Minuten im heißen Ofen backen.

Hin und wieder verwende ich gerne veganen Reibekäse und finde, Veggi Filata eignet sich besonders gut. Er ist auf Lupinen-Kokosöl-Kartoffel-Basis und frei von Gluten. (Manche andere Produkte sind hingegen regelrechte »Gluten-Bomben«.)

KÜRBIS-BOHNEN-CURRY MIT KOKOS

Es ist nicht so, dass ich nicht wusste, dass die Kerne der frischen kleinen Chilischoten recht scharf sind. Nichtsdestotrotz dachte ich: Die können mir nichts anhaben. Nachdem das Essen fertig war, habe ich das nicht mehr gedacht. Meine Hände haben über Stunden gebrannt wie Feuer. Nicht einmal das Waschen mit Öl hat zur nennenswerten Linderung beigetragen. Also: Besser die Kerne nicht mit dem Finger, sondern mit einem Messer aus den Schoten schaben. (Oder Haushaltshandschuhe tragen.)

Für 2 Personen

Für das Curry
1 kleine rote Zwiebel
2 rote Chilischoten
1 EL Kokosöl
300 ml Gemüsebrühe
2 TL Kokosblütenzucker
1 Kokosnusscremeblock (50 g)
150 g grüne Bohnen
500 g Kürbis, festkochende Kartoffeln und Möhren
Salz
frisch gemahlener Pfeffer

Außerdem
200 g Räuchertofu
1 EL Kokosöl
2 EL Kokosraspel
ein paar Spritzer Zitronensaft

Die Zwiebel schälen und würfeln. Die Chilis entkernen und sehr fein würfeln. In einer Pfanne das Kokosöl erhitzen, Zwiebel und Chilis darin anbraten. Mit der Brühe aufgießen und Kokosblütenzucker und Kokosnusscreme darin auflösen. Mit geschlossenem Deckel 5 Minuten köcheln lassen.

Die Bohnen waschen und putzen. Den Kürbis waschen, die Kartoffeln und die Möhren schälen und alles in gleich große, mundgerechte Stücke teilen. In die Pfanne zum Curry geben und mit geschlossenem Deckel 10–12 Minuten köcheln lassen, bis das Gemüse gar ist. Bei Bedarf salzen und pfeffern.

Den Räuchertofu in Scheiben schneiden. In einer Pfanne das Kokosöl erhitzen und den Tofu von beiden Seiten scharf anbraten. Das Curry auf zwei Teller verteilen, den Tofu darauflegen, mit Kokosraspeln bestreut und mit Zitronensaft beträufelt servieren.

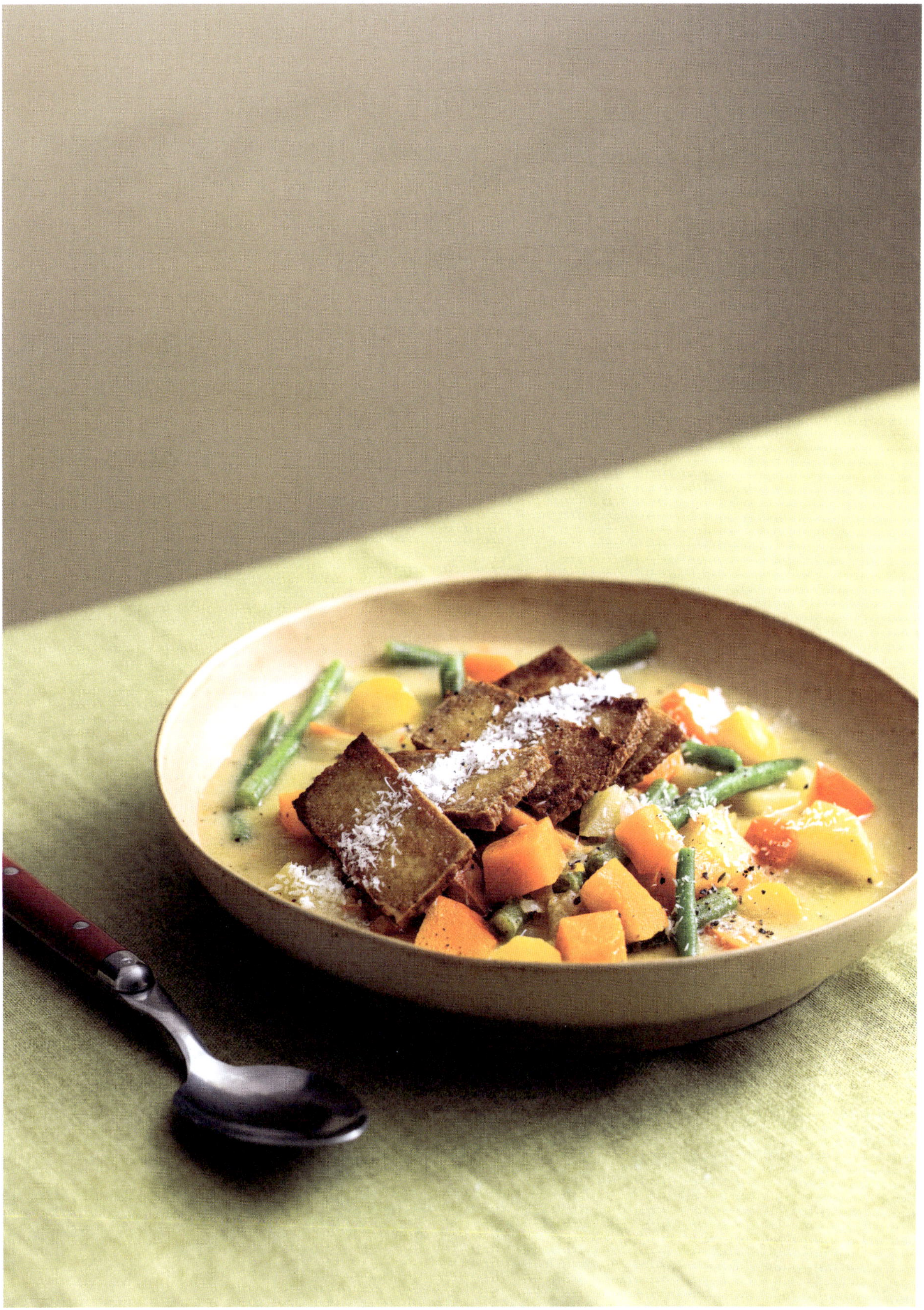

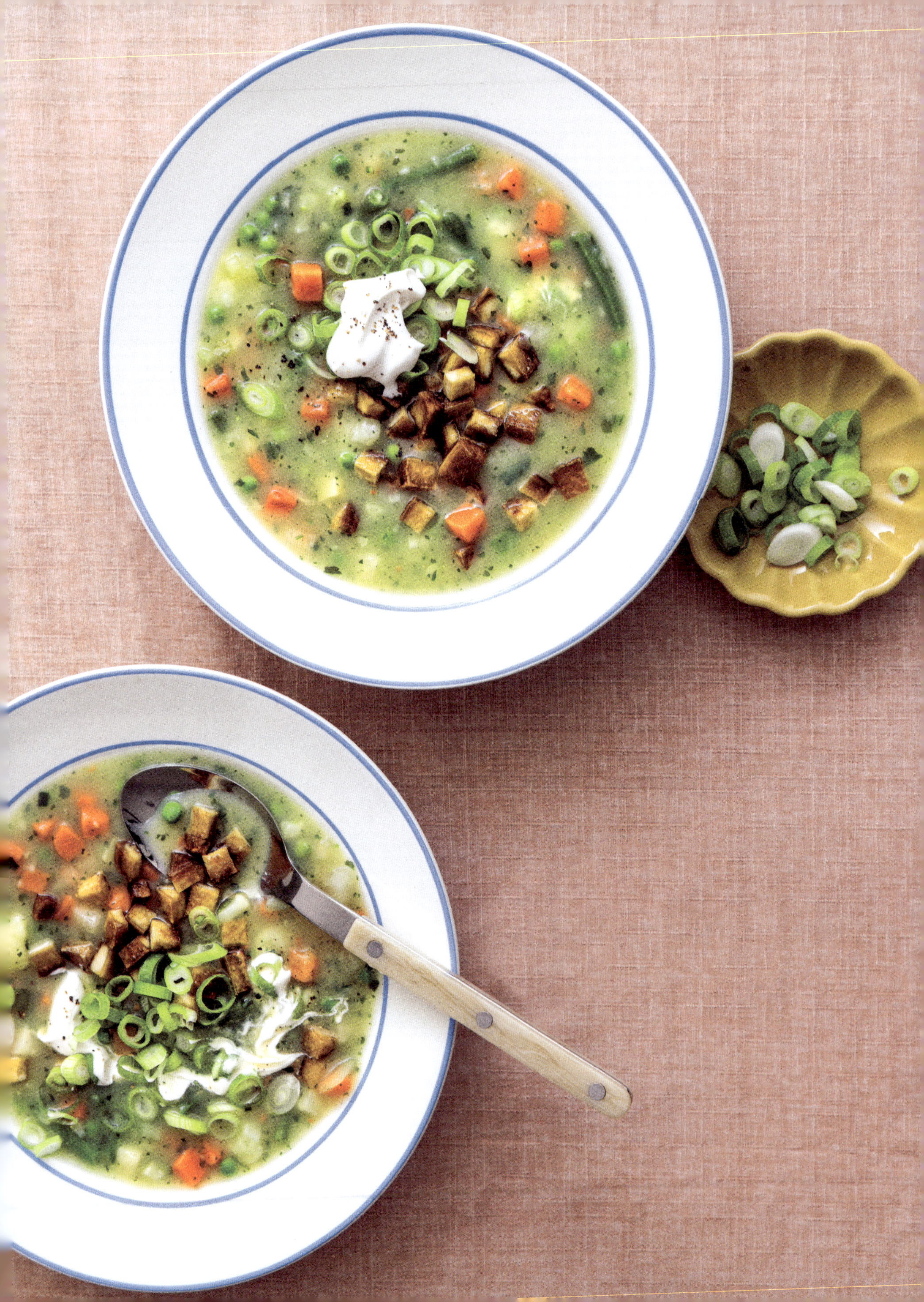

KARTOFFELSUPPE MIT RÄUCHERTOFU

Als berufstätige Mutter habe ich es manchmal sehr eilig. Darum greife ich hin und wieder zu Gemüse aus der Tiefkühltruhe. So auch bei dieser Kartoffelsuppe. Es heißt, dass tiefgekühltes Obst und Gemüse sogar einen höheren Vitamin- und Nährstoffgehalt haben soll als frisches Obst und Gemüse, da es sofort schockgefrostet wird. Studien bestätigen, dass es nicht klimaschädlicher ist.

Für 2 Personen

Für die Suppe

500 g mehligkochende Kartoffeln
Salz
450 g Bio-Suppengemüse (frisch oder TK)
500 ml Gemüsebrühe
1 Prise frisch geriebene Muskatnuss
Salz
frisch gemahlener Pfeffer

Außerdem

200 g Räuchertofu
1 EL Kokosöl
1 Frühlingszwiebel
30 g veganer Frischkäse (auf Mandel- oder Cashewbasis)

Die Kartoffeln schälen, in ca. 1,5 cm große Stücke schneiden und in gesalzenem Wasser zum Kochen bringen und ca. 10 Minuten garen. Das Suppengemüse in 400 ml Gemüsebrühe aufkochen (frisches Suppengemüse zuvor putzen und fein würfeln) und 5–7 Minuten mit geschlossenem Deckel leise köcheln lassen.

Den Räuchertofu in kleine Würfel schneiden. Das Kokosöl in einer Pfanne erhitzen, die Tofuwürfel rundherum kross anbraten.

Die Kartoffeln abgießen (dabei einen kleinen Rest Kochwasser auffangen), zerstampfen oder pürieren. Das Suppengemüse dazugeben und die restliche Brühe hinzugießen, bis die gewünschte Konsistenz erreicht ist. Mit Muskat abschmecken, evtl. nachsalzen und pfeffern. Die Frühlingszwiebel waschen und in sehr dünne Ringe schneiden.

Die Kartoffelsuppe auf zwei Teller verteilen und mit Tofuwürfeln, Frühlingszwiebelringen und Frischkäseflöckchen garnieren.

Wenn ich hier frisches Gemüse verwende, greife ich zu Knollensellerie, Möhren und Lauch. Noch etwas Petersilie dazu – und fertig ist die leckere Suppe.

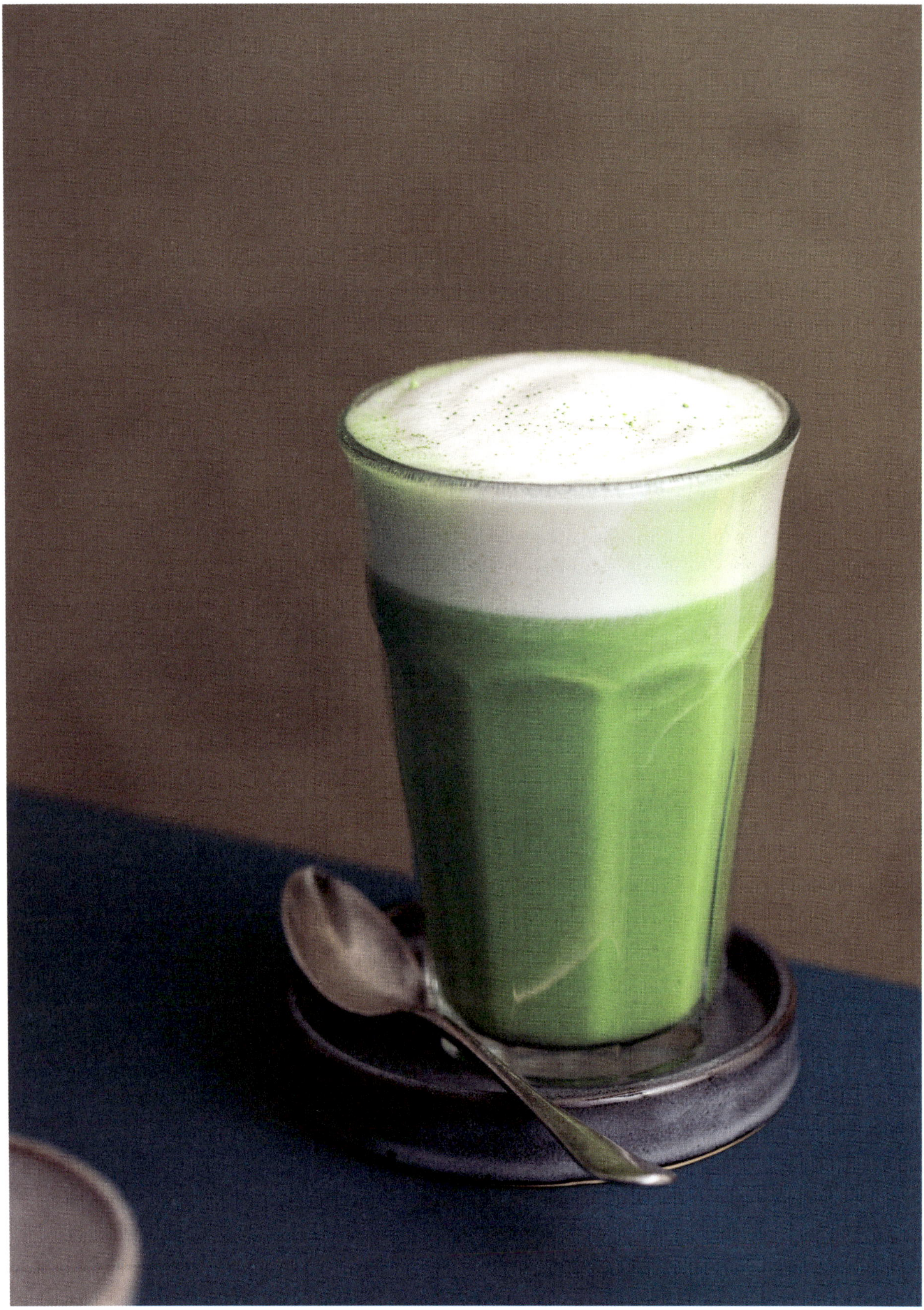

MATCHA-LATTE

Nach dem Mittagessen starten mein Mann und ich gerne mal unsere kleine Matcha-Latte-Zeremonie. Dafür haben wir uns extra einen Matcha-Bambusbesen und eine handgefertigte Matcha-Schale besorgt, in der wir das Matcha-Pulver klümpchenfrei anrühren. Das sind immer recht feierliche Augenblicke, bevor es zurück ins Arbeitszimmer an den Schreibtisch geht.

Für 2 Personen

2 TL Matcha-Pulver
350 ml Barista Haferdrink
2 TL Reissirup (optional)

120 ml Wasser zum Kochen bringen, in eine Keramikschüssel geben und auf 75 °C abkühlen lassen. Nun das Matcha-Pulver hineingeben und mit einem Schneebesen oder einem Matcha-Bambusbesen rasch verquirlen, bis sich das Pulver vollständig aufgelöst hat.

Den Haferdrink in einem Topf erwärmen und mit einem Schneebesen schaumig schlagen. Das Matcha-Gemisch gleichmäßig auf zwei Tassen verteilen, mit der aufgeschäumten Milch aufgießen und optional mit dem Reissirup süßen.

GEMÜSEPIZZA MIT SOJAHACK

Meine großer Sohn liebt diese Pizza, weil das Sojahack wie echtes Hack schmeckt. Also mache ich die Pizza gerne, wenn die ganze Familie zusammenkommt. Denn sie passt hervorragend für jene, die sich begeistert vegan ernähren und solche, die das Gefühl haben, noch ein wenig Fleisch zu benötigen.

Für 4 Personen

Für den Teig
600 g Dinkelmehl Type 630 + ggf. etwas mehr
1 TL Salz
42 g frische Hefe (1 Würfel)
350 ml lauwarmes Wasser
6 EL Olivenöl

Für die Soße
2 Möhren
2 Stangen Staudensellerie
1 kleine grüne Chilischote
1 kleine rote Zwiebel
4 EL Olivenöl
½ TL Kokosblütenzucker
400 g Soja-Hackfleisch
2 EL Tomatenmark
500 g passierte Tomaten
Salz
frisch gemahlener Pfeffer
4 EL Italienische Kräuter (TK)

Für den Belag
1½ Zucchini
1½ gelbe Paprika
200 g Kidneybohnen (Glas)
300 g veganer Reibekäse (siehe Tipp auf Seite 111)
Salz
frisch gemahlener Pfeffer

Für den Teig Mehl mit Salz in einer Rührschüssel vermischen. Die Hefe in dem Wasser auflösen und nach und nach mit dem Öl unter das Mehl rühren. Alles zu einem glatten Teig kneten. Sollte er kleben, noch etwas Mehl einarbeiten. Mit einem Küchenhandtuch abdecken und den Teig an einem warmen Ort 30 Minuten gehen lassen.

Für die Soße die Möhren schälen, den Sellerie waschen und beides in kleine Würfel schneiden. Die Chilischote entkernen, die Zwiebel schälen und beides fein hacken. Das Öl in einem Topf erhitzen und die Zwiebeln mit Chilischote, Möhren und Sellerie anbraten. Kokosblütenzucker und Soja-Hackfleisch hinzufügen und mitanbraten. Das Tomatenmark dazugeben, kurz mitbraten, dann die passierten Tomaten hinzufügen. Alles 10 Minuten köcheln lassen und mit Salz und Pfeffer und den italienischen Kräutern abschmecken.

Für den Belag die Zucchini waschen, putzen und in Scheiben schneiden. Die Paprika waschen, vom Kerngehäuse befreien und in 4 mm dünne Ringe schneiden. Die Kidneybohnen abgießen und in einem Sieb abspülen.

Den Teig noch einmal durchkneten, halbieren, kreisrund ausrollen und in zwei Pieformen legen. Erneut 20 Minuten gehen lassen. Unterdessen den Backofen auf 200 °C (Ober-/Unterhitze) vorheizen.

Die beiden Pizzaböden mit der Tomaten-Hack-Soße bestreichen, mit Zucchini und Paprika belegen, die Bohnen darübergeben und mit Käse bestreuen. Salzen und pfeffern und die Pizzen nacheinander im heißen Ofen ca. 30 Minuten backen.

Als Veganer oder Veganerin ist es wichtig, darauf zu achten, dass der Bedarf an Proteinen gedeckt ist. Das klappt mit diesem Pizzabelag ganz wunderbar: Soja und Bohnen sorgen für eine gute Kombination von essentiellen und nicht-essentiellen Aminosäuren. (Das sind die kleinsten Bausteine der Proteine.)

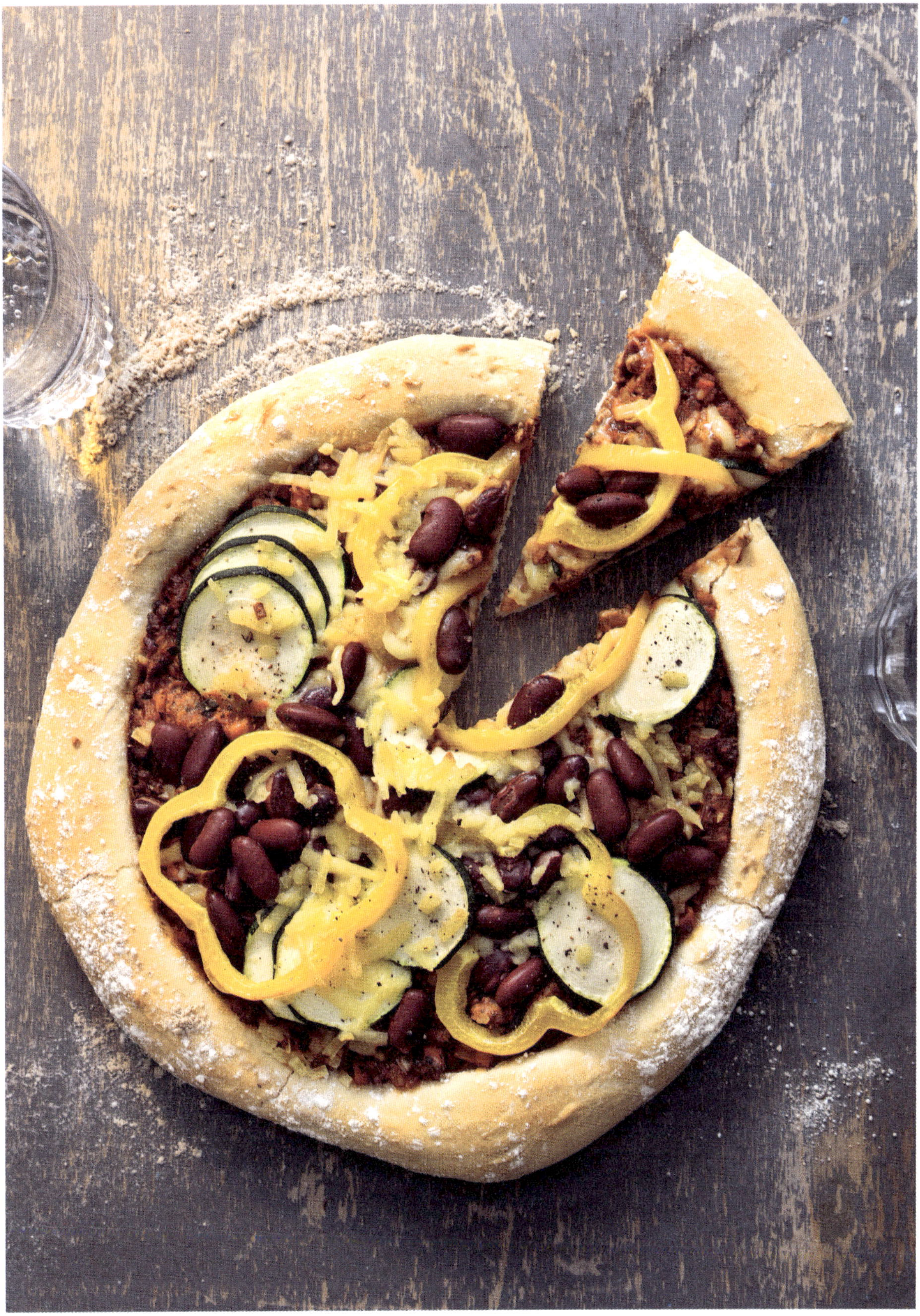

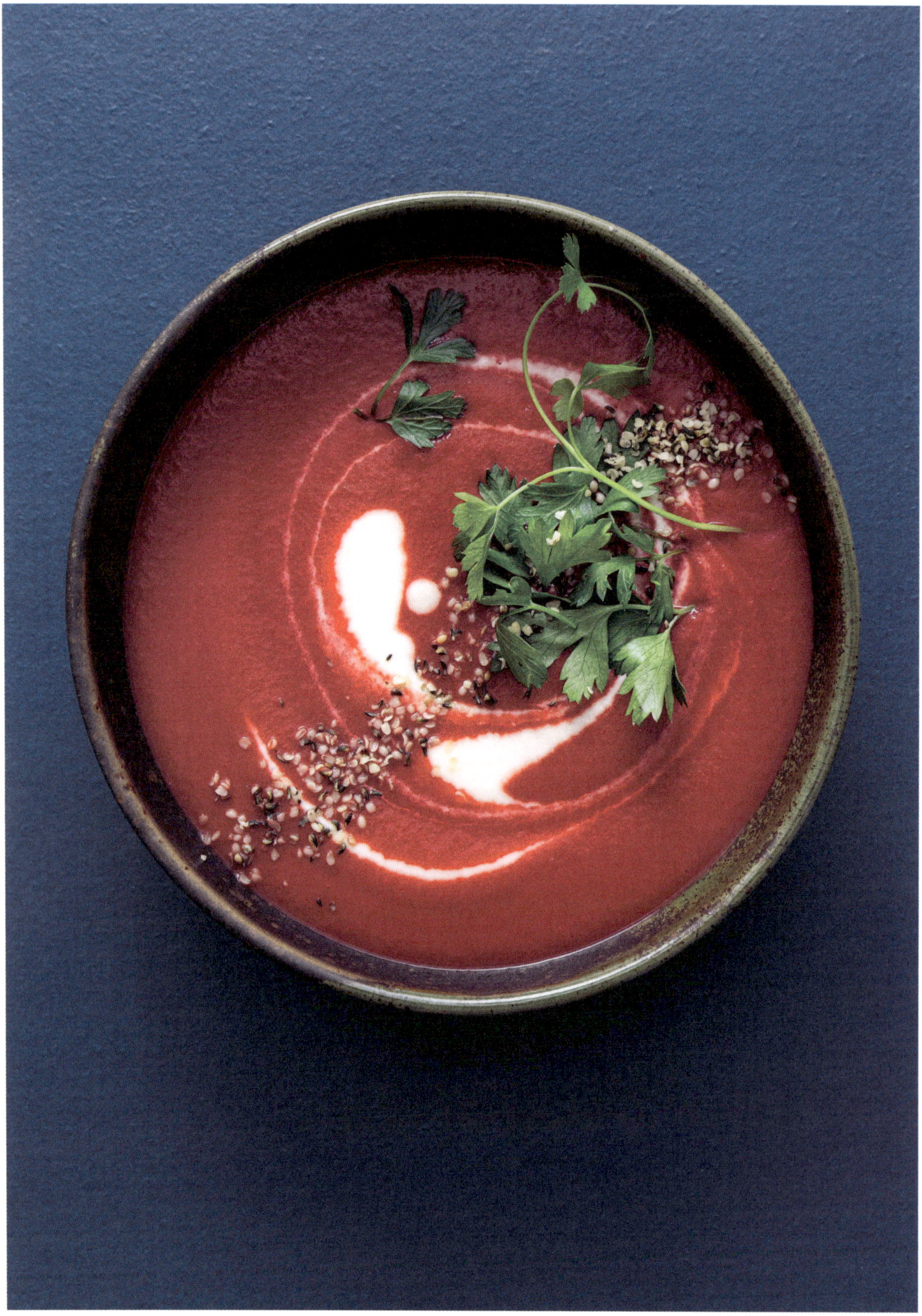

ROTE-BETE-SUPPE

Wenn meine Eltern zu Besuch kommen, gibt es bei uns Rote-Bete-Suppe. Ich weiß einfach, dass sie die beiden glücklich macht. Und das Erstaunliche ist, dass mein Mann die Suppe inzwischen auch sehr gerne isst, obwohl er früher immer gesagt hat: »Rote Bete schmeckt nach Erde.« Aber meine Eltern fungieren da ganz klar als Vorbilder. Ich warte auf den Tag, an dem auch unsere Kinder die Suppe lieben.

Für 2 Personen

Für die Suppe
250 g Rote Bete
200 g mehligkochende Kartoffeln
1 kleine rote Zwiebel
1 Stück Ingwer (2 cm)
1 EL Kokosöl
500 ml Gemüsebrühe
1 Kokosnusscremeblock (50 g)
2 EL Apfelmus
Salz
frisch gemahlener Pfeffer

Außerdem
1 Stängel Petersilie
100 g Kokosjoghurt
1 EL Hanfsamen

Rote Bete und Kartoffeln schälen und in ca. 1,5 cm große Stücke schneiden. Die Zwiebel schälen und würfeln. Den Ingwer schälen und sehr fein würfeln. In einem Topf das Kokosöl erhitzen, Zwiebel und Ingwer anrösten, Rote Bete und Kartoffeln dazugeben, kurz anbraten. Mit der Gemüsebrühe aufgießen. Das Gemüse ca. 10 Minuten bei geschlossenem Deckel köcheln lassen.

Dann die Kokosnusscreme und das Apfelmus dazugeben, einmal umrühren und die Suppe weitere 3 Minuten köcheln lassen. Den Topf von der Kochstelle nehmen und alles pürieren. Mit Salz und Pfeffer abschmecken.

Die Petersilie nach Belieben fein hacken oder einfach die Blättchen abzupfen. Die Suppe auf zwei Suppenteller verteilen und mit Joghurt, Petersilie und Hanfsamen garniert servieren.

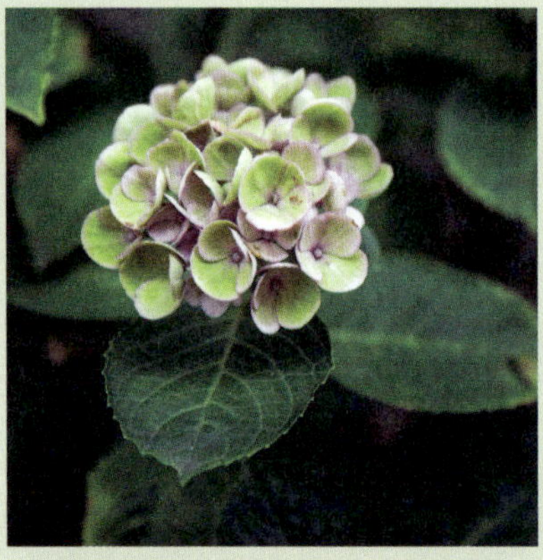

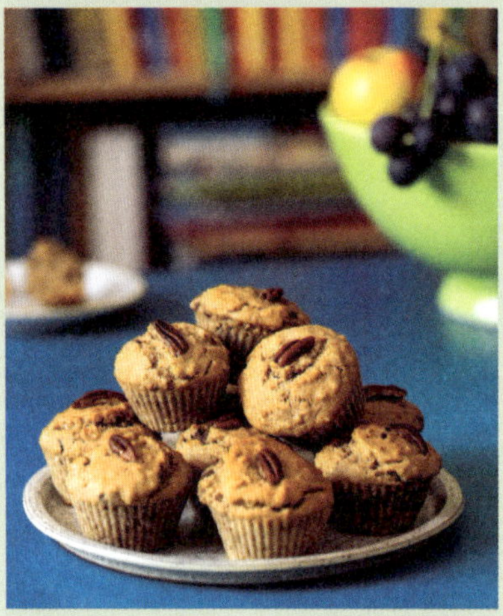

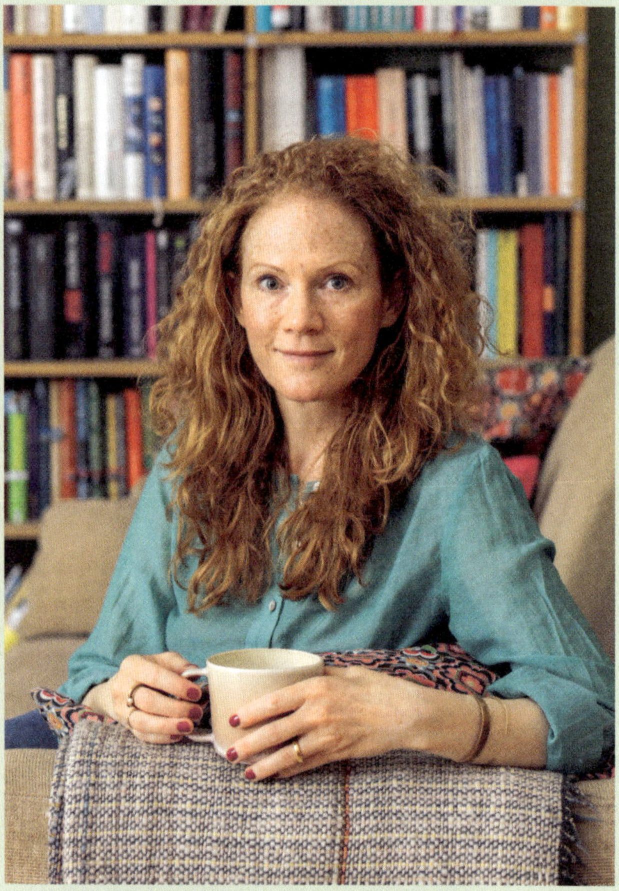

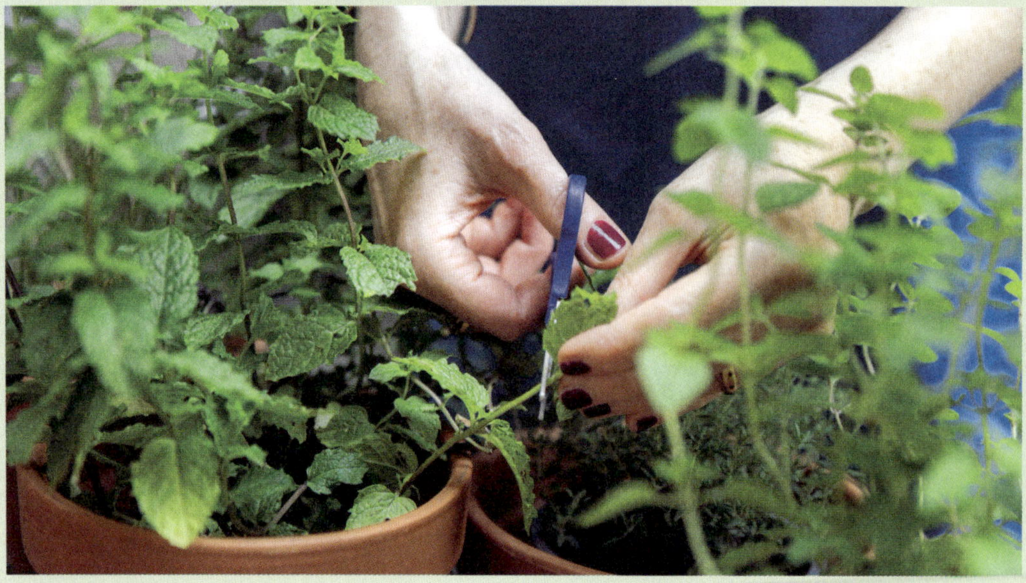

BIO FÜR ALLE

Ich bin in einer Siedlung am Stadtrand von Hannover aufgewachsen. Damals herrschte dort eine recht alternative Atmosphäre. Das ehemalige Fabrikgelände der Schokoladenfirma Sprengel wurde von Linksalternativen besetzt und zum Zentrum des politischen Aufstandes, Punks feierten die Chaostage und unsere Eltern kauften im Reformhaus ein oder verbrachten ihre Nachmittage in den Gemüsegärten. Es war selbstverständlich, dass – bis auf Bananen und Auberginen – nur regionales und saisonales Obst und Gemüse auf den Tisch kam. Industriell hergestellte Nahrungsmittel waren verpönt. Fleisch gab es zwar hin und wieder, aber nur in homöopathischen Dosen.

Für uns Kinder war das normal, trotzdem verstanden wir nicht, warum unsere Eltern beinahe hysterisch reagierten, wenn wir uns Chips, Cola, Milch-Schnitte oder Ketchup wünschten. »Pellkartoffeln mit Quark schmecken viel besser«, behaupteten sie und machten dazu fröhliche Gesichter. Das fanden wir Kinder natürlich ganz und gar nicht. Und darum schworen wir uns, später, als Erwachsene, nur im Discounter einzukaufen, und zwar ausschließlich Fertigprodukte. Tiefkühlpizza, Nutella und Sahnejoghurt von Zott. Diese Waren standen damals für Erfolg und Fortschritt – eben für das schöne, angenehme Leben, das zu erreichen sich doch jeder so anstrengte. Warum es dann nicht genießen, wenn es sich anbot?

Doch dann kam die große Greenpeace-Welle, die uns Jugendliche voll mitriss und uns zum ersten Mal klar machte, dass es die Natur war, die den Preis für dieses schöne Leben zahlte – und das wollten wir nicht. Wir mischten unsere eigene Naturkosmetik an, nähten Friedenstauben-Patches an unsere Schulrucksäcke, benutzten recyceltes Kästchenpapier und bewunderten die mutigen Umweltschützer, die mit ihren winzigen Schlauchbooten vor den riesigen Schiffen der Walfänger kreuzten.

Als ich mit Mitte zwanzig Mutter wurde, lebte ich schon seit einigen Jahren im Prenzlauer Berg in Berlin. Dort gab es nur einige wenige Bioläden. Aus praktischen Gründen kaufte ich also tatsächlich hin und wieder im Discounter ein, bis ich durch Zufall einen Zeitungsbericht las, in dem vor Tomaten aus exakt diesem Discounter gewarnt wurde – weil das Gemüse so schnell, in künstlicher Atmosphäre, mithilfe von Pestiziden und Insektiziden herangezogen wurde, dass der Verzehr als hochgradig gesundheitsschädlich eingestuft wurde. Kurz darauf las ich, dass Genetiker daran arbeiteten, kernlose Äpfel zu »erschaffen«, weil Apfelbäume mit kernlosen Früchten praktischerweise gar nicht mehr bestäubt werden mussten und dadurch die Abhängigkeit von bestimmten Insekten wegfallen würde. Das alles kam mir dann doch etwas unheimlich vor. Ich wollte weder Pestizide, noch Insektizide, noch Genmanipulation für mich und mein Kind. Und auch nicht für den Rest der Welt. Und darum entschied ich mich, in Zukunft doch besser im Bioladen einzukaufen

In den letzten Jahrzehnten haben wir viel in Bezug auf Klima- und Umweltschutz versäumt – aber auch dazugelernt. Wer sich nur ein bisschen dafür interessiert, weiß längst, dass wir weniger Fleisch essen müssen, nicht nur weil das Methan aus den Kuhmägen noch schädlicher für das Klima ist als Kohlendioxid. Auch weil für die Würstchen und Steaks, die wir in Europa oder Amerika essen, woanders Regenwald abgeholzt wird, um das Soja anzubauen, mit dem die Tiere gemästet werden. Weniger Fleisch bedeutet weniger oder sogar keine Massentierhaltung mehr. Wir hätten weniger überdüngte Böden, wir müssten weniger Futter anbauen, und wenn wir auf den neu gewonnenen Flächen stattdessen Biolandwirtschaft betreiben würden, die ohne Pestizide und Kunstdünger auskommt, dann würden sich die Böden leichter erholen, die Lebensmittel wären wieder reicher an Vitaminen, Mineralstoffen und Spurenelementen, die Insekten und die Vögel würden im besten Fall zurückkommen und wir könnten das Artensterben aufhalten. In der Natur hängt alles miteinander zusammen, wir sind nur ein Teil vom Ganzen, eingebunden in das stimmige Netz des Lebens.

Wenn wir mit einer veganen und nachhaltigen Ernährung wieder eine gesunde Balance in unserem Körper herstellen, leisten wir nicht nur im

Innen, sondern auch im Außen einen wichtigen Beitrag, das natürliche Gleichgewicht nicht weiter zu stören. Daraus ergibt sich für mich automatisch, dass ich beim Einkauf nicht nur darauf achte, ob die Lebensmittel nachhaltig angebaut sind. Ich finde es auch schön, wenn sie so wenig wie möglich verarbeitet wurden. Das heißt allerdings nicht, dass ich im Bioladen als Mutter von fünf Kindern, von denen drei noch zu Hause wohnen, überhaupt nie zu einem Fertiggericht greife, wenn es schnell gehen muss. Ich gebe zu, in der Hetze des Alltags geht diese Verlockung auch an mir nicht vorbei. Aber nachdem ich meinen Kindern Convenience Food aufgetischt habe, weiß ich hinterher auch immer ziemlich genau, warum ich am liebsten selbst koche ... Ich sehe, wo die Sachen angebaut wurden, also ob sie direkt vom Bauern vor der Stadt kommen oder erst im Flugzeug um die halbe Welt reisen mussten. Ich habe viel weniger Verpackungsmüll und vor allem – aus irgendwelchen Gründen – sättigt das selbstgekochte Essen besser.

In unserem herausfordernden Alltag werden wir ohnehin nie genug Zeit haben, alles zu schaffen, was wir uns vornehmen. Wir müssen uns also entscheiden, worauf wir unsere Kraft verwenden. In dieser Einsicht kann auch eine große Freiheit liegen. Warum sich also nicht einfach auf die Gesunderhaltung von allen und allem konzentrieren? Da kommt auf jeden Fall etwas Gutes dabei heraus.

LINSEN-KAROTTEN-EINTOPF MIT KICHERERBSEN

Diesen Linsen-Karotten-Eintopf mache ich, wenn es mittags oder abends einmal schnell gehen muss und ich das Gefühl habe, mein Mann und ich benötigen eine Extraportion Proteine und etwas für unsere Augengesundheit. Ich weiß nicht, ob es nur mir so geht: Aber ab einem bestimmten Alter konnte ich plötzlich kleine Buchstaben nicht mehr entziffern.

Für 2 Personen

1 kleine rote Zwiebel
1 Stück Ingwer (2 cm)
4 Möhren
1 EL Kokosöl
1 TL gemahlene Kurkuma
1 TL gemahlener Koriander
1 TL gemahlener Kreuzkümmel
¼ TL gemahlener Zimt
80 g rote Linsen
160–200 ml Gemüsebrühe
230 g Kichererbsen (Glas)
100 g Babyspinat
Salz
frisch gemahlener Pfeffer

Die Zwiebel schälen und würfeln. Den Ingwer schälen und sehr fein würfeln. Die Möhren putzen, der Länge nach vierteln und in 3–4 cm lange Stücke schneiden.

Das Öl in einem Topf erhitzen, Zwiebel und Ingwer darin anbraten, dann die Gewürze hinzufügen und kurz anbraten. (Vorsicht, sie verbrennen leicht!) Möhren und Linsen hinzufügen und mitanbraten. Mit Gemüsebrühe auffüllen und mit geschlossenem Deckel einige Minuten köcheln lassen. Die Kichererbsen abgießen, in einem Sieb abspülen und zu dem Gemüse geben. Zugedeckt weitere 10–15 Minuten köcheln lassen.

Den Babyspinat gründlich waschen und trocken schleudern. Sobald die Linsen gar sind, den Topf von der Kochstelle nehmen. Den Eintopf salzen und pfeffern, den Babyspinat unterheben und in zwei tiefen Tellern servieren.

Schmeckt sehr lecker mit einem Klecks veganem Naturjoghurt.

Rote Linsen sind gut verdaulich und eine wunderbare Ballaststoffquelle. Die in ihnen enthaltene resistente Stärke sorgt für eine gesunde Darmflora.

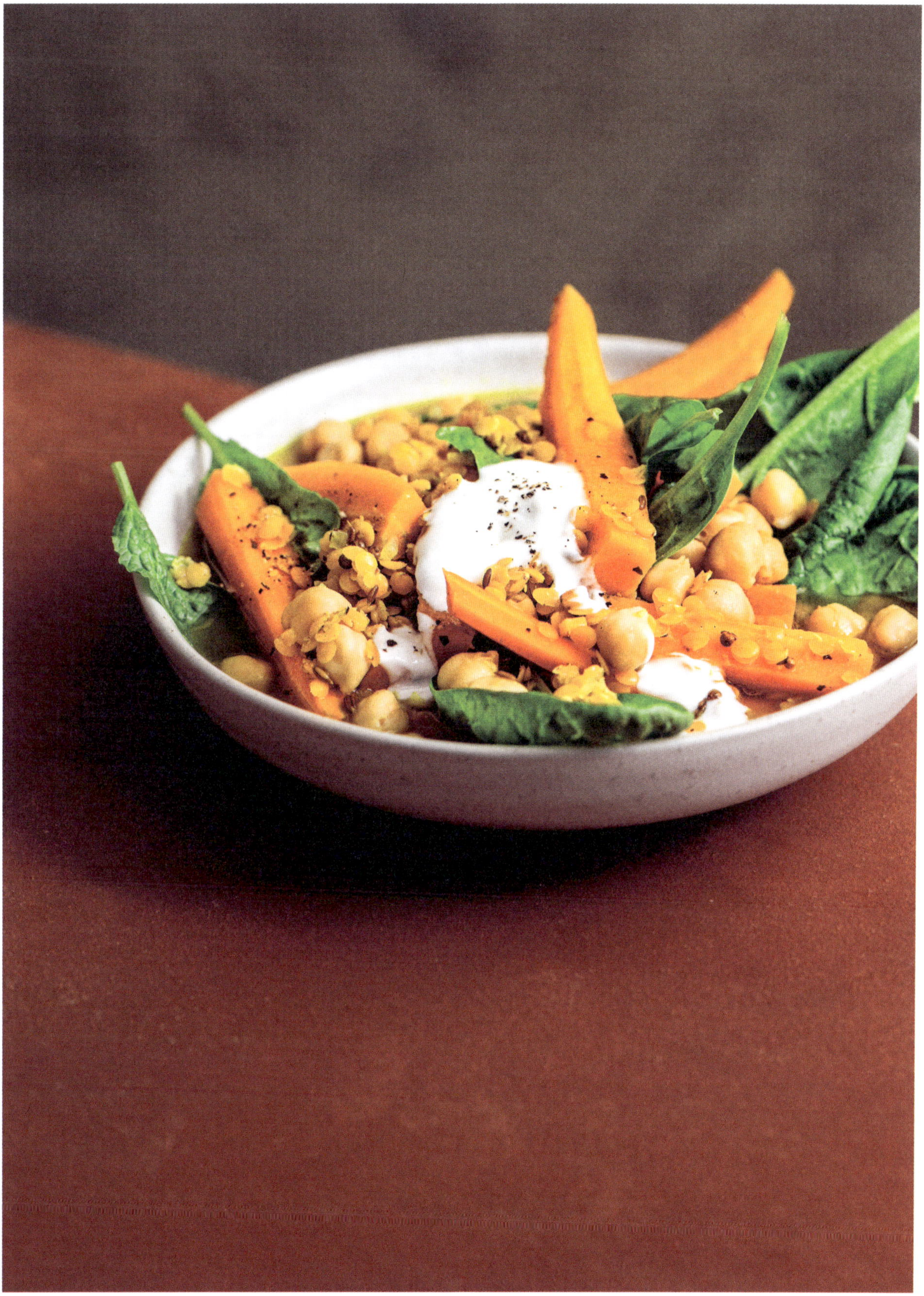

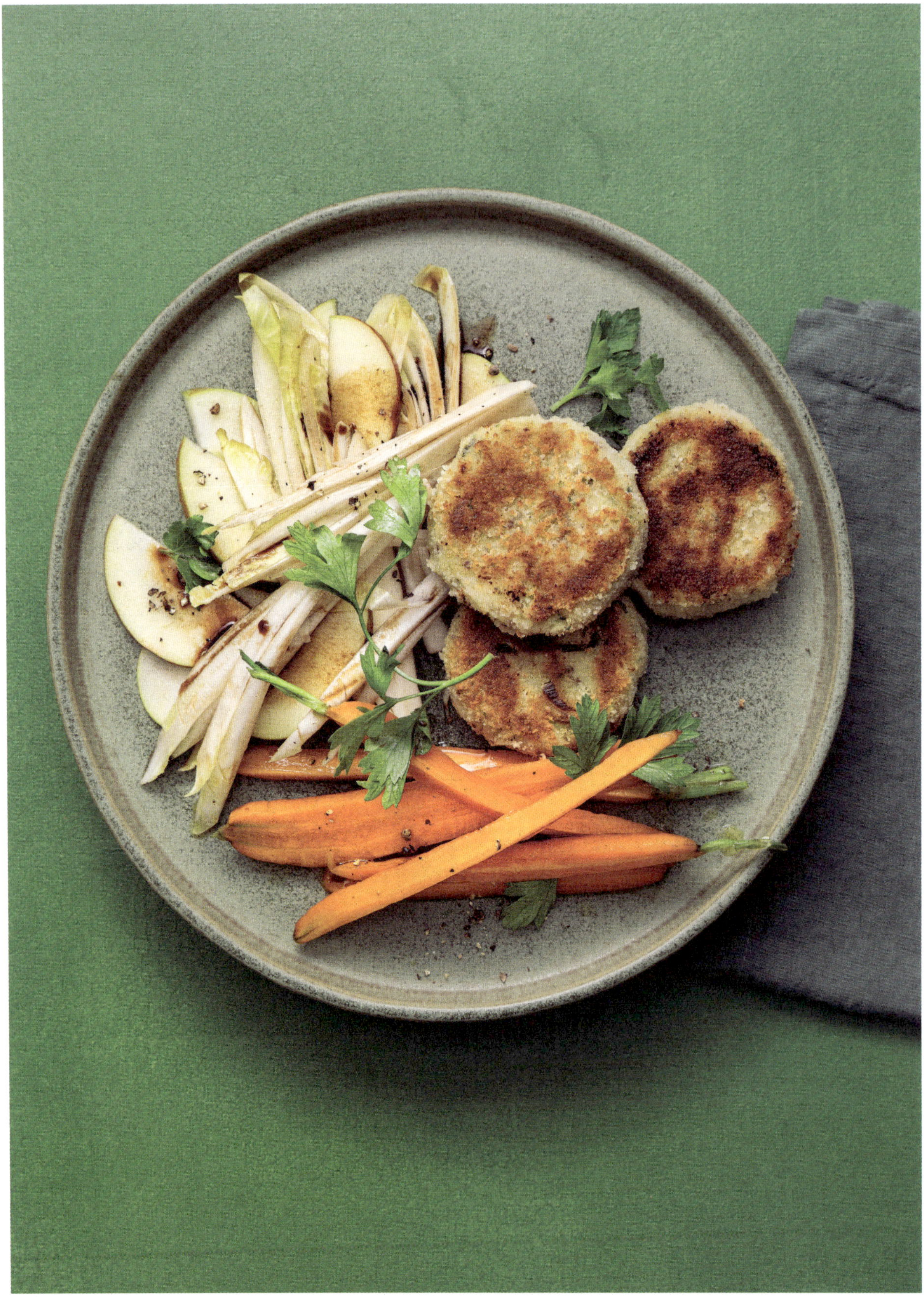

BLUMENKOHL-KICHERERBSEN-BRATLINGE MIT CHICORÉESALAT UND GLASIERTEN MÖHREN

Schon von meiner Großmutter habe ich gelernt, dass Blumenkohl das Nervensystem stärken soll und sogar Krebs entgegenwirken kann. Aus diesem Grund bringe ich ihn immer wieder gerne auf den Tisch. Im Auflauf, als Mus oder eben als Bratlinge.

Für 2 Personen

Für den Salat
2 Chicorée
1 säuerlicher Apfel
1 EL Balsamico-Essig
1 EL Rotweinessig
2 EL Omega-3-Öl (Lein- und Algenöl)
Salz
frisch gemahlener Pfeffer

Für die glasierten Möhren
4 Möhren
1 EL vegane Margarine
2 TL Agavensirup
20 ml Gemüsebrühe

Für die Bratlinge
¼ Blumenkohl
Salz
230 g Kichererbsen (Glas)
1 Stängel Petersilie (alternativ Basilikum oder Schnittlauch)
1 Frühlingszwiebel
3 EL Olivenöl
60 g Hafermehl
1½ EL geschrotete Leinsamen
frisch gemahlener Pfeffer
50 g Dinkel Semmelbrösel

Außerdem
1 Stängel Petersilie (optional)

Für den Salat die Chicorée halbieren, den Strunk jeweils herausschneiden und Chicorée in schmale Streifen schneiden. Den Apfel vierteln, entkernen und in dünne Spalten schneiden. Für das Dressing die beiden Essigsorten, Omega-3-Öl, Salz und Pfeffer verrühren und über Chicorée und Apfel geben, vorsichtig vermengen.

Für die glasierten Möhren die Möhren der Länge nach vierteln und dann halbieren. Die vegane Margarine in einem Topf erhitzen, den Agavensirup dazugeben, die Möhren darin schwenken und anbraten. Nach 2–3 Minuten die Brühe dazugeben, die Möhren noch einmal schwenken, den Deckel auflegen und die Möhren 4–6 Minuten garen, sodass sie nicht zu weich sind. Ohne Deckel die restliche Flüssigkeit einkochen lassen, bis sie schön glänzen.

Unterdessen für die Bratlinge den Blumenkohl waschen, putzen und in Röschen zerteilen. (Das sollte ca. 250 g ergeben.) 5 Minuten in gesalzenem Wasser blanchieren. Die Kichererbsen abgießen, in einem Sieb abspülen und die Petersilie sehr fein hacken. Blumenkohlröschen, Kichererbsen und Petersilie in einem Rührbecher pürieren, die Masse kann ruhig noch etwas stückig sein. Die Frühlingszwiebel in feine Ringe schneiden, in 1 EL heißem Olivenöl anbraten und zu der Blumenkohlmasse geben. Hafermehl und Leinsamen mischen und ebenfalls dazugeben, salzen und pfeffern und 10 Minuten quellen lassen. Aus der Masse nun ca. acht Bratlinge formen und diese in den Semmelbröseln wenden.

In einer Pfanne 2 EL Olivenöl erhitzen und die Bratlinge darin von beiden Seiten goldbraun braten. Sobald die Pfanne heiß, kann die Temperatur reduziert werden. Die Bratlinge mit den glasierten Möhren und dem Chicorée-Apfel-Salat auf zwei Tellern anrichten und nach Belieben mit frischer Petersilie garnieren.

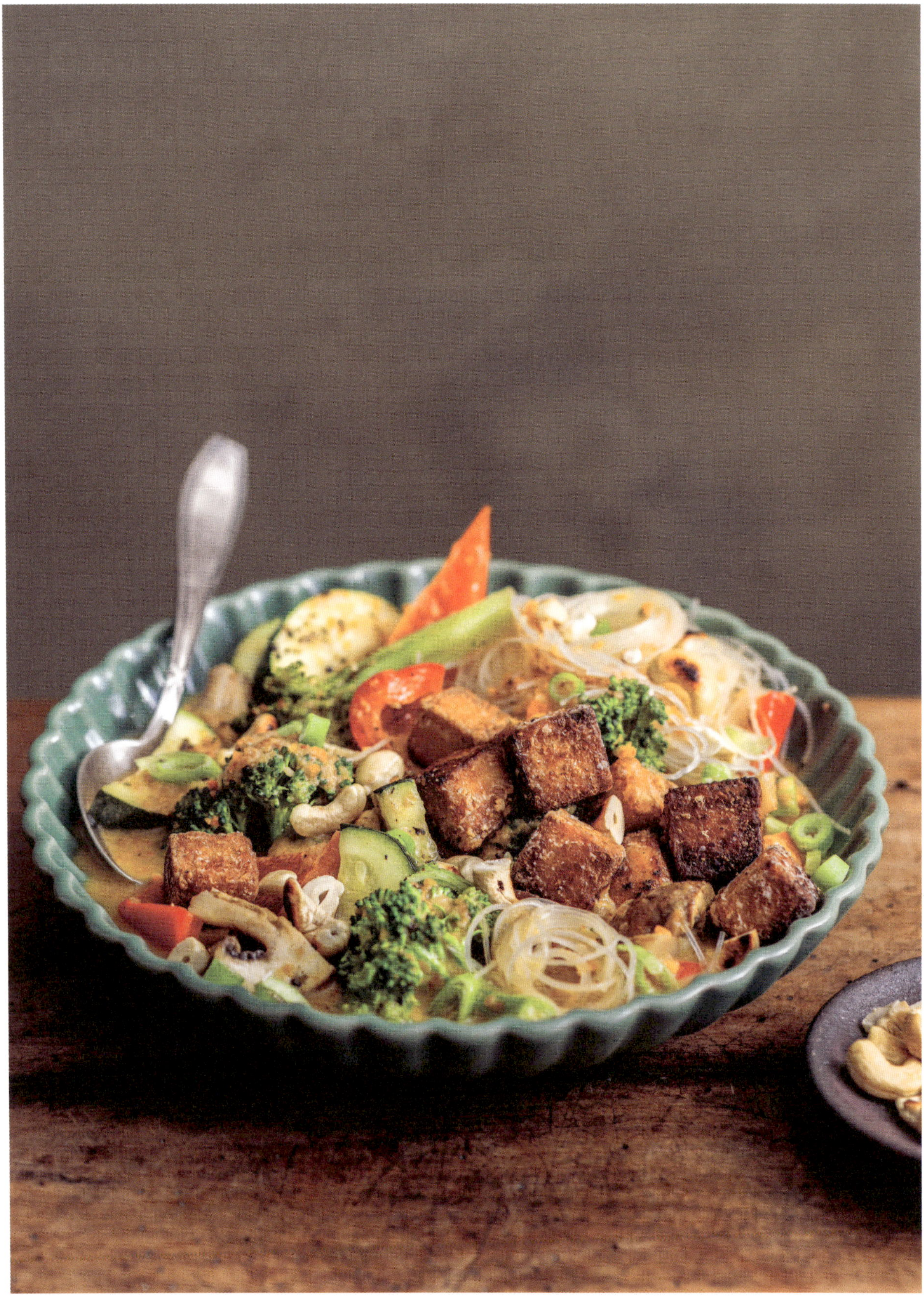

ERDNUSS-CURRY MIT MARINIERTEM TOFU

Wir alle kennen die Witze über die Geschmacksneutralität von Tofu. Davon habe auch ich mich blenden lassen. Lange Zeit dachte ich, Tofu zu essen, sei eine regelrechte Strafe. Doch dann habe ich herausgefunden, dass Tofu sich hervorragend marinieren und würzen lässt. Und ich habe auch noch herausgefunden, dass Tofu unglaublich gesund ist. Er ist proteinreich, enthält alle essentiellen Aminosäuren und ist daher idealer Milch- und Käseersatz.

Für 2 Personen

Für den Tofu
200 g Tofu natur
2 EL Reisessig
2 EL Sojasoße
2 TL Paprikapulver edelsüß
1 EL Agavensirup
Salz
frisch gemahlener Pfeffer
1–2 EL Speisestärke
1 EL Kokosöl

Für das Curry
1 kleine rote Zwiebel
1 Möhre
1–2 kleine rote Chilischoten
1 Stück Ingwer (2 cm)
1 EL Kokosöl
300 ml Gemüsebrühe
1 kleine Zucchini
1 rote Paprika
½ Brokkoli
6 Champignons
1½ EL Erdnussbutter
1 Kokosnusscremeblock (50 g)

Außerdem
150 g Glasnudeln
1 Frühlingszwiebel
2 EL Cashewnüsse

Den Tofu am besten über Nacht in einer Tofupresse auspressen. Anschließend in Würfel schneiden. Für die Marinade Essig, Sojasoße, Paprikapulver und Agavensirup vermischen, salzen und pfeffern und die Tofuwürfel mindestens 30 Minuten darin marinieren.

Für das Curry Zwiebel und Möhre schälen und fein würfeln. Chilischote entkernen, Ingwer schälen, dann beides sehr fein würfeln. In einem Topf das Kokosöl erhitzen, Zwiebel, Möhre, Chili und Ingwer darin anbraten, mit Gemüsebrühe aufgießen und alles 5 Minuten mit geschlossenem Deckel köcheln lassen.

Zucchini, Paprika, Brokkoli und Pilze waschen, putzen und in mundgerechte Stücke schneiden. Erdnussbutter und Kokosnusscreme zur Brühe geben. Den Topf von der Kochstelle nehmen und alles zu einer glatten Flüssigkeit pürieren. Anschließend den Topf wieder auf die Kochstelle schieben und das Gemüse hinzufügen. 5–7 Minuten mit geschlossenem Deckel köcheln lassen.

Unterdessen die Glasnudeln nach Packungsanleitung gar kochen. Die Frühlingszwiebel waschen und in feine Ringe schneiden. Den Tofu aus der Marinade nehmen und in der Speisestärke wälzen. In einer Pfanne das Kokosöl erhitzen und die Tofuwürfel von allen Seiten kross anbraten.

Die Glasnudeln auf zwei tiefe Teller verteilen. Das Curry darübergeben, mit Tofuwürfeln, Frühlingszwiebelringen und Cashewnüssen garnieren und servieren.

GELBE-BETE-SUPPE MIT LINSEN

Wenn ich diese Suppe serviere, komme ich mir immer ein bisschen wie eine Sterneköchin vor. Obwohl die Suppe so einfach ist, ist sie doch raffiniert. Das fängt schon bei der Gelben Bete an, geht weiter über die wunderschönen kleinen, schwarzen Linsen, die in diesem herrlich säuerlichen Dressing gezogen sind.

Für 2 Personen

Für die Linsen
50 g Belugalinsen
3 EL Balsamico-Essig
2 EL Olivenöl
4 EL Zitronensaft
Salz
frisch gemahlener Pfeffer

Für die Suppe
400 g Gelbe Bete
1 kleine rote Zwiebel
1 Stück Ingwer (2 cm)
1 Stück Kurkuma (4 cm)
1½ EL Kokosöl
400 ml Gemüsebrühe
1 Kokosnusscremeblock (50 g)
Salz
frisch gemahlener Pfeffer

Außerdem
1 Stängel Koriander (optional)

Die Belugalinsen nach Packungsanleitung zubereiten. Für die Suppe die Gelbe Bete schälen und in 1 cm große Stücke schneiden. Zwiebel, Ingwer und Kurkuma schälen. Zwiebel würfeln, Ingwer und Kurkuma sehr fein würfeln.

Das Kokosöl in einem Topf erhitzen, zuerst die Zwiebeln darin anbraten. Dann Ingwer und Kurkuma hinzufügen und kurz mitbraten. Die Gelbe Bete dazugeben und ebenfalls anbraten. Mit der Gemüsebrühe ablöschen und die Suppe kurz aufkochen. Die Kokosnusscreme hinzufügen, in der Brühe auflösen und umrühren. Die Suppe mit geschlossenem Deckel leise köcheln lassen. Nach 6–8 Minuten die Herdplatte abstellen und das Gemüse weiter garen lassen.

Für das Linsendressing Essig, Olivenöl und Zitronensaft mit Salz und Pfeffer verquirlen. Das Dressing über die noch warmen Linsen geben und diese kurz ziehen lassen.

Die Suppe von der Kochstelle nehmen, pürieren und nach Bedarf mit Pfeffer und Salz abschmecken. Die Suppe in zwei Schalen füllen, die Linsen daraufgeben und nach Wunsch mit Koriander garniert servieren.

Sollte die Suppe noch etwas zu dickflüssig sein, gerne noch ein wenig Gemüsebrühe nachgießen.

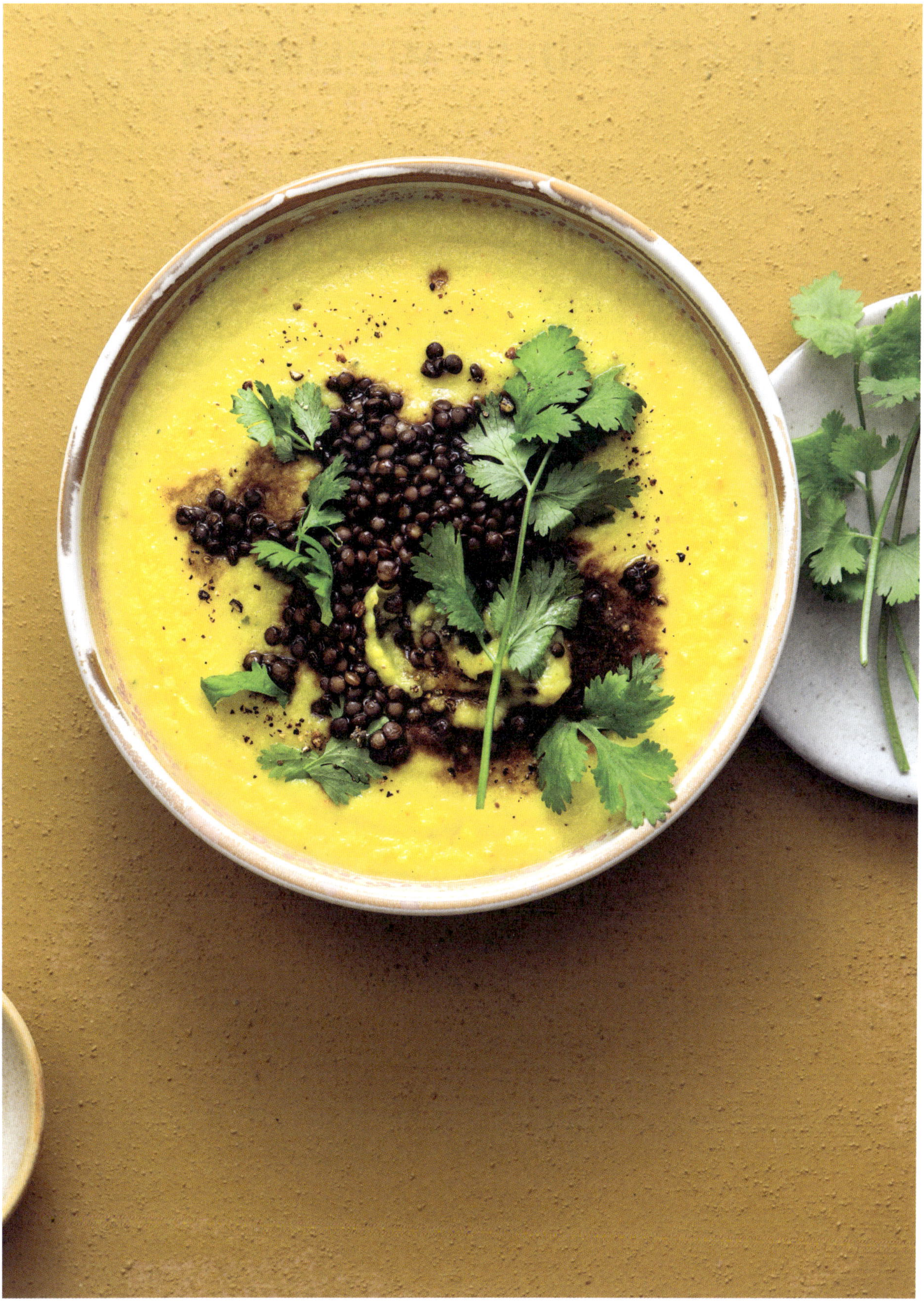

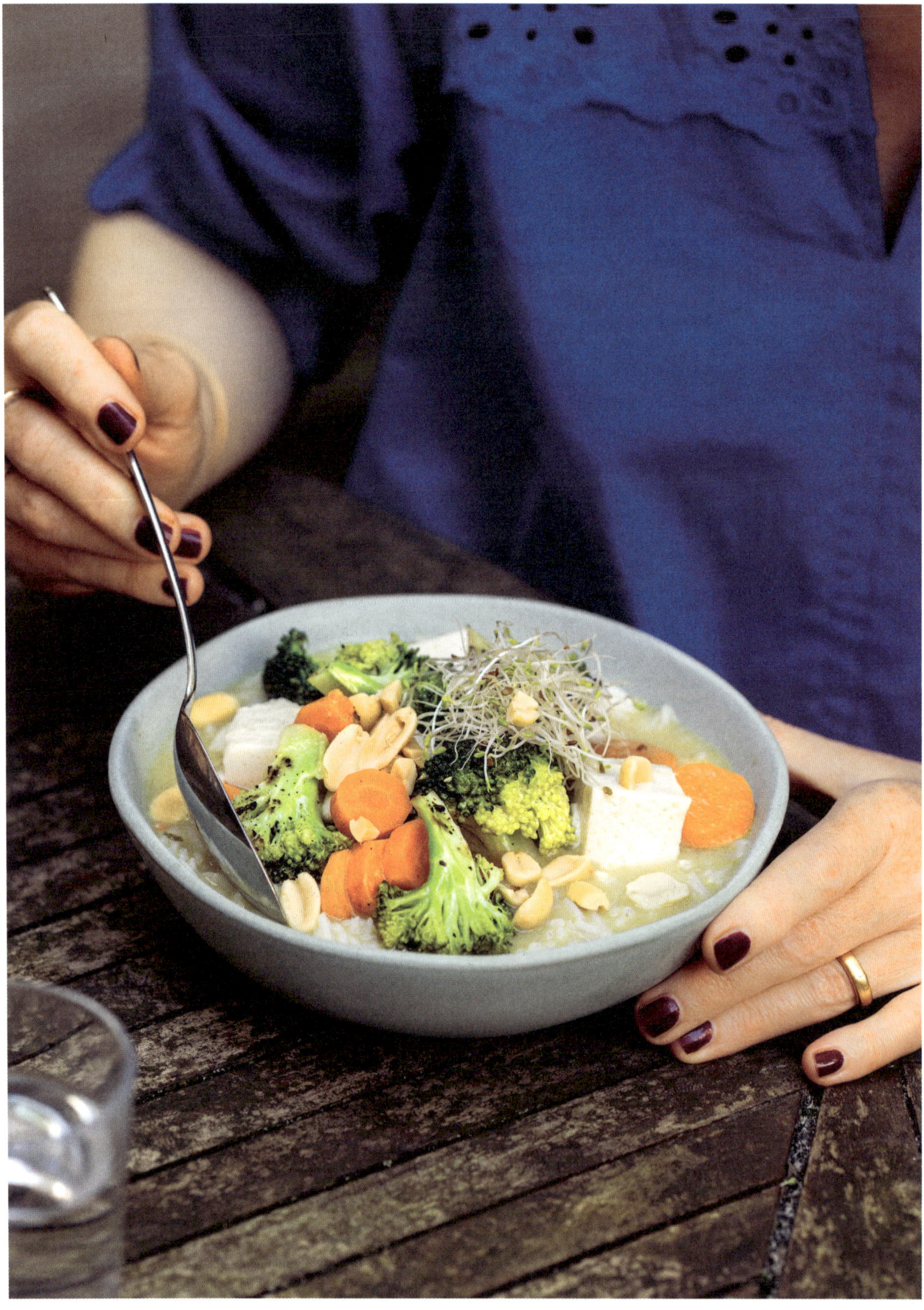

GRÜNES CURRY MIT SEIDENTOFU

Seidentofu im Curry ist nicht jedermanns Sache. Mein Mann bevorzugt tatsächlich die festere Variante – doch mich fasziniert hin und wieder die etwas weichere Form, einfach, weil es mal ein anderes Kauerlebnis ist. Dafür achte ich darauf, dass die Möhren und der Brokkoli noch etwas knackig bleiben.

Für 2 Personen

Für das Curry
1 Brokkoli
2–3 Möhren
1 Stück Ingwer (2 cm)
1 EL Kokosöl
1½ EL grüne Bio-Currypaste
1 Kokosnusscremeblock (50 g)
300 ml Gemüsebrühe
1–2 TL Kokosblütenzucker
1 EL Limettensaft
300 g Seidentofu

Außerdem
100 g Basmatireis
Salz
1 Handvoll Alfalfa-Sprossen
1 EL Erdnüsse

Den Basmatireis gründlich waschen und nach Packungsanleitung in reichlich Salzwasser gar kochen. Die Alfalfa-Sprossen sorgfältig waschen.

Für das Curry den Brokkoli waschen, putzen und in kleine Röschen zerteilen. Die Möhren schälen und in 0,5 cm dicke Scheiben schneiden. Den Ingwer schälen und fein hacken. Das Kokosöl in einem Topf erhitzen und den Ingwer darin anbraten. Die Currypaste hinzufügen und mitbraten. Kokosnussmilch und Gemüsebrühe dazugeben. Alles aufkochen, Kokosblütenzucker und Limettensaft unterrühren. Brokkoli und Möhren dazugeben. Alles mit geschlossenem Deckel 5–7 Minuten leise köcheln lassen. Zum Schluss den Seidentofu in größere Würfel schneiden, ins Curry geben und erwärmen.

Den Reis auf zwei Teller verteilen, das Curry darübergeben und mit Sprossen und Erdnüssen garniert servieren.

HAFERFLOCKENBRATLINGE MIT GURKENGEMÜSE

Geschmorte Gurken sind etwas Herrliches. Sie sind so einfach zuzubereiten. Und doch vergesse ich immer wieder, dass ich geschmorte Gurken machen könnte. Dabei mögen meine Kinder sie doch so gerne. Am liebsten mit Hafeflockenbratlingen. Ich hoffe, nachdem ich diesen Text geschrieben habe, vergesse ich die geschmorten Gurken nicht sofort wieder.

Für 2 Personen

Für die Bratlinge

1 Frühlingszwiebel
1½ EL Olivenöl
Salz
frisch gemahlener Pfeffer
70 g Erbsen (TK)
1 Möhre
85 g Kleinblatt Haferflocken
½ TL geräuchertes Paprikapulver
50 g veganer Reibekäse (optional, siehe Tipp auf Seite 111)

Für das Gurkengemüse

1 Salatgurke
1 EL Olivenöl
2 EL veganer Frischkäse (auf Mandel- oder Cashewbasis)
Salz
frisch gemahlener Pfeffer
1–2 Stängel Dill

Für die Bratlinge die Frühlingszwiebel waschen, putzen und in feine Ringe schneiden. ½ EL Olivenöl in einer Pfanne erhitzen und die Frühlingszwiebel darin scharf anbraten, salzen und pfeffern. Die Pfanne von der Kochstelle nehmen. Die Erbsen in etwas Salzwasser bei geschlossenem Deckel in 5 Minuten garen. Die Möhre raspeln.

Haferflocken, Paprikapulver, Frühlingszwiebelringe, Erbsen und Möhrenraspel vermengen. 70–100 ml Wasser zum Kochen bringen und über das Haferflockengemisch gießen, schnell verrühren und 10 Minuten quellen lassen. Anschließend optional den Reibekäse unterheben, salzen und pfeffern.

Für das Gurkengemüse die Gurke schälen und der Länge nach halbieren. Die Kerne herauslöffeln und die Gurke in ca. 1 cm große Stücke schneiden. Olivenöl in einem Topf erhitzen, die Gurke dazugeben und ohne Deckel scharf anbraten, bis das ausgetretene Wasser restlos verdampft ist. Die Gurke sollte aber noch etwas Biss haben. Den veganen Frischkäse unterheben, salzen und pfeffern. Den Dill fein hacken und das Gurkengemüse damit bestreuen.

Mit feuchten Händen sechs Bratlinge aus der Haferflockenmasse formen. In einer Pfanne 1 EL Olivenöl erhitzen. Die Bratlinge in der beschichteten Pfanne von beiden Seiten kross anbraten. Je drei Bratlinge mit den geschmorten Gurken anrichten und servieren.

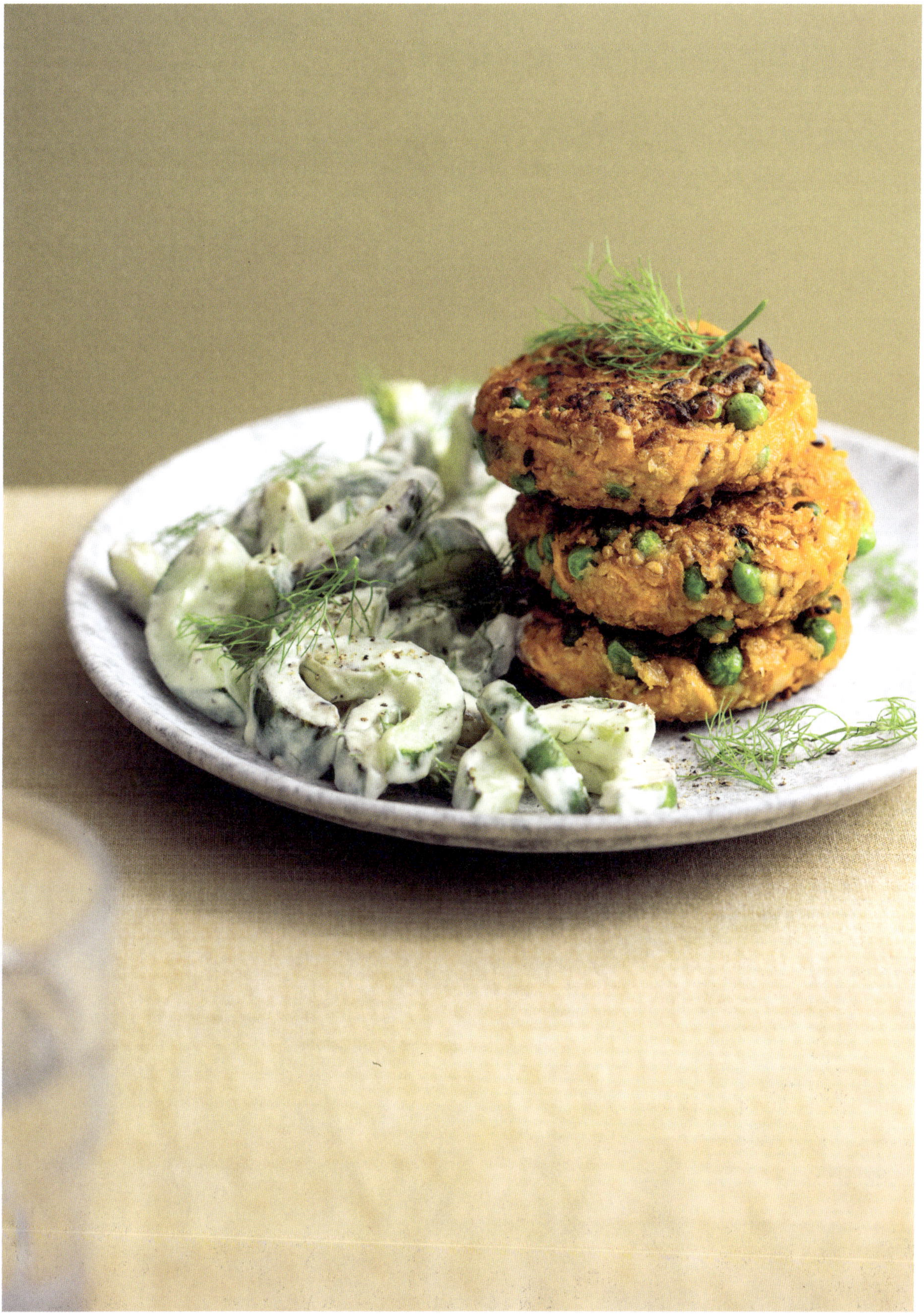

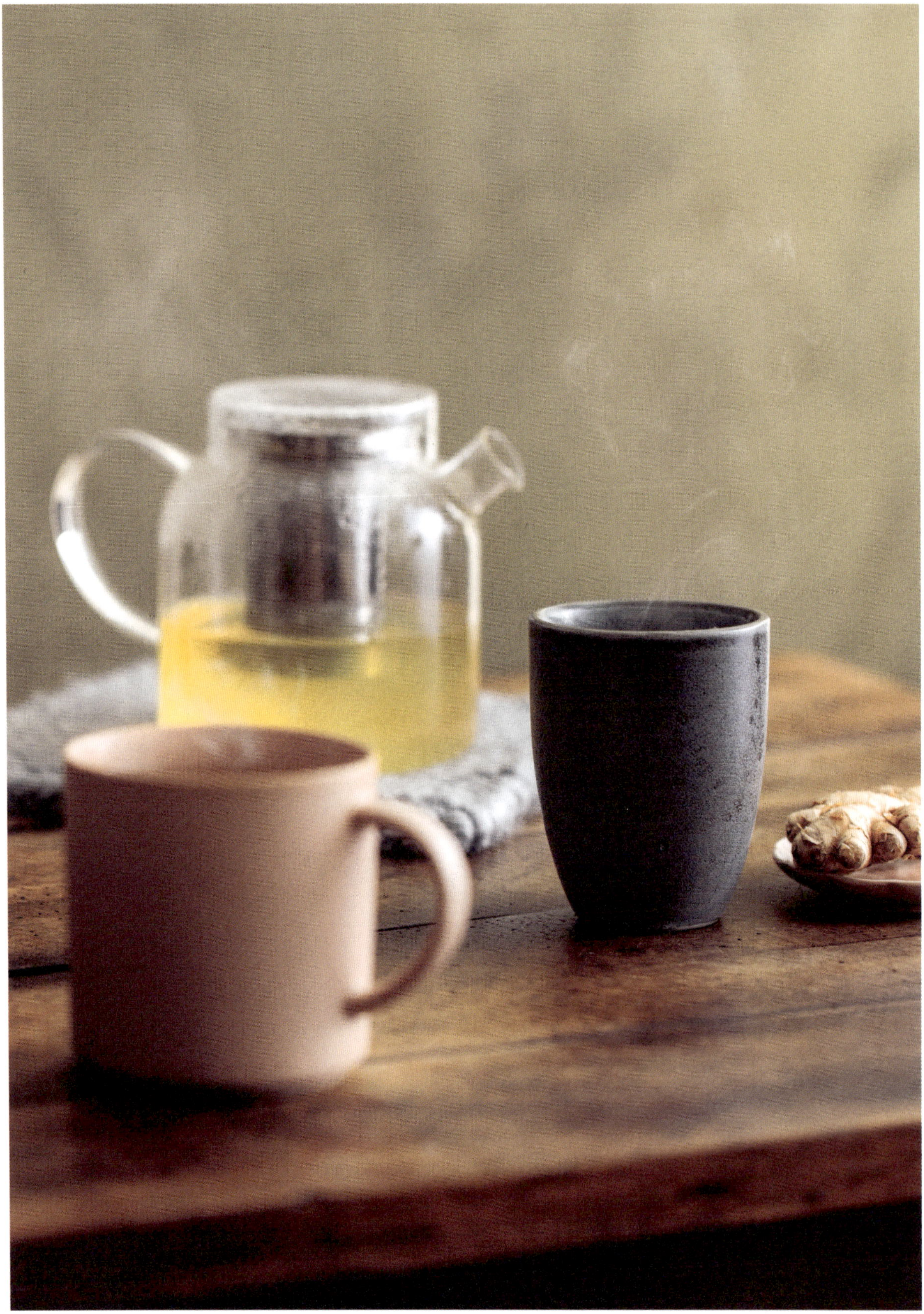

TEES MIT WUNDERWIRKUNG

Ich finde es immer wieder faszinierend, wie man durch das Übergießen von Teeblättern, getrockneten Blüten oder Früchten mit heißem Wasser heilende und wohltuende Getränke herstellen kann. Der Granatapfeltee wirkt zum Beispiel entzündungshemmend und stärkt die Abwehrkräfte. Apfeltee ist gut für Nerven und Nieren. Grüner Tee kann das Risiko für Schlaganfall, Herzinfarkt und Bluthochdruck minimieren. Kamillentee wirkt reizlindernd auf die Schleimhäute und Ingwer-Zitronen-Tee unterstützt unter anderem das Immunsytem, wenn eine Erkältung naht.

Für je 2 Personen

GRANATAPFELTEE

1 Granatapfel
2 Äpfel
300 ml Apfelsaft
2 Zimtstangen
1 TL Orangenabrieb
2–4 TL Reissirup

Den Granatapfel waschen und die Kerne sauber herauslösen. Die Äpfel waschen, vierteln, entkernen und in sehr dünne Scheiben schneiden.

Den Apfelsaft mit 200 ml Wasser, Granatapfelkernen, Apfelscheiben, Zimtstangen und Orangenabrieb erhitzen, aber nicht kochen. Den Tee 10 Minuten ziehen lassen und anschließend durch ein Sieb gießen. In zwei Tassen füllen, mit Reissirup süßen und genießen.

APFELTEE

2 Zimtstangen
Schale von 1 Apfel
2 TL Reissirup

Zimtstangen, Apfelschale und Reissirup in 400 ml Wasser in einem Topf zum Kochen bringen und bei geschlossenem Deckel 15 Minuten köcheln lassen. Den Topf von der Herdplatte nehmen, den Tee weitere 10 Minuten ziehen lassen und anschließend durch ein Sieb gießen. Mit Reissirup süßen und in zwei Tassen servieren.

GRÜNER TEE

500 ml kochendes Wasser
2 TL Japan Sencha

Das kochende Wasser auf 70–75 °C abkühlen lassen. Japan Sencha in einen Teebeutel füllen und diesen in eine Teekanne hängen. Mit dem warmen Wasser auffüllen, und den Grünen Tee 10 Minuten ziehen lassen. In zwei großen Tassen servieren.

INGWER-ZITRONEN-TEE

1 Stück Ingwer (3 cm)
1 Zitrone
400 ml kochendes Wasser
2 TL Agavensirup (optional)

Den Ingwer schälen und in dünne Scheiben schneiden, die Zitrone auspressen. Ingwer und Zitronensaft auf zwei Tassen verteilen. Kochendes Wasser daraufgießen. Nach Belieben mit Agavensirup süßen.

KAMILLENTEE

2 EL getrocknete Kamillenblüten
400 ml kochendes Wasser

Die Kamillenblüten in zwei Teebeutel füllen und mit kochendem Wasser in zwei Bechern aufgießen. 5–10 Minuten ziehen lassen, die Teebeutel entfernen – und genießen.

Kamillentee wirkt – das ist wissenschaftlich gut erforscht und belegt – entzündungshemmend, krampflösend und beruhigend. Am Abend sorgt ein Tässchen Kamillentee für angenehme Geborgenheit.

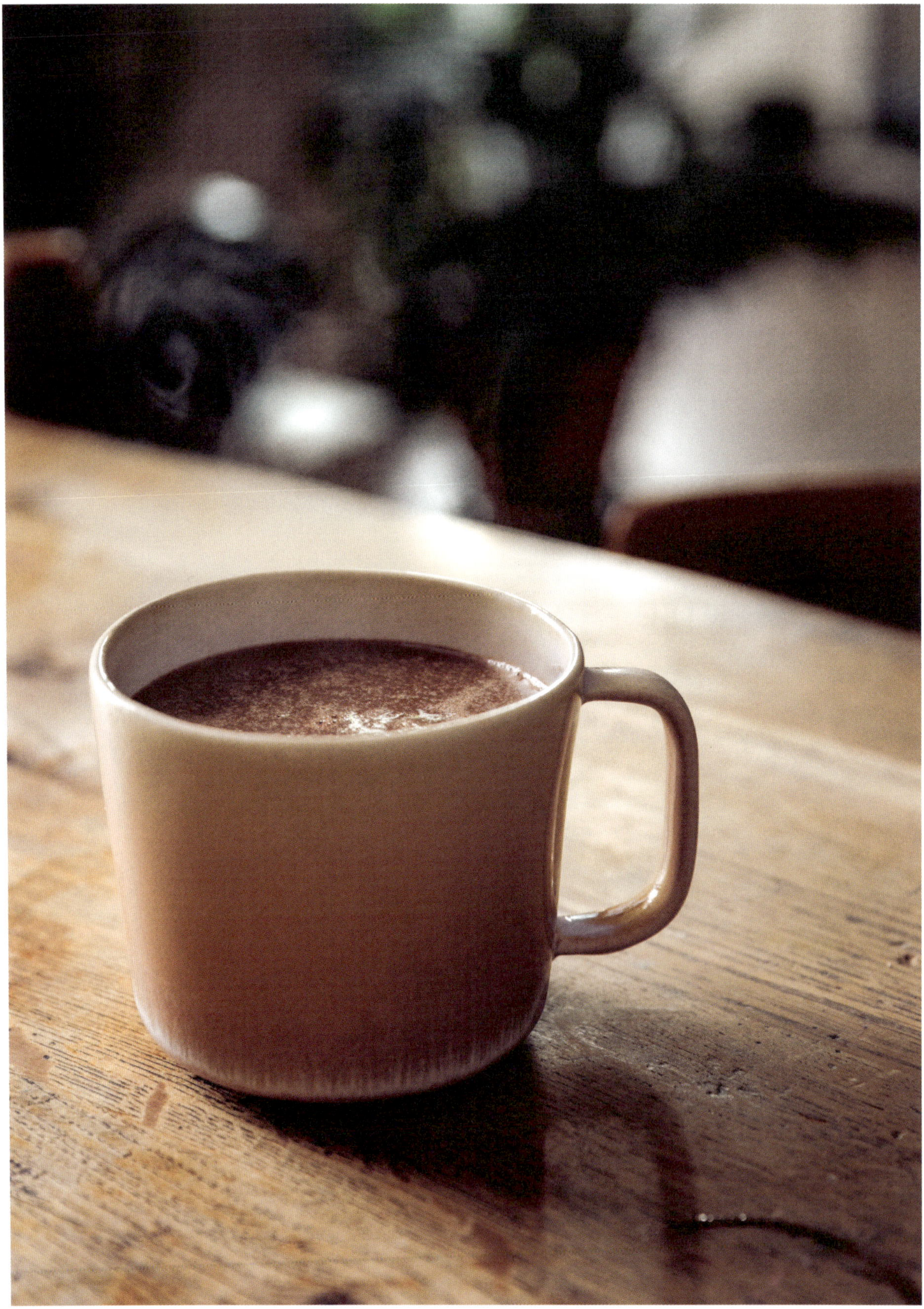

HEISSE SCHOKOLADE

Wenn es draußen kalt war, hat meine Großmutter für uns Kinder immer einen richtig echten Kakao gekocht. Dieser Kakao war für uns etwas ganz Besonderes, denn er war so reichhaltig, dass wir danach im Grunde genommen gleich ins Bett gehen konnten. Ähnlich ist es mit diesem Kakao. Er ist recht reichhaltig. Darum trinken wir ihn auch nicht jeden Tag zum Frühstück, sondern am Sonntag, nach einem langen schönen Herbst- oder Winterspaziergang.

Für 2 Personen

400 ml Barista Haferdrink
½ EL Roh-Kakaopulver
1 EL Kokosblütenzucker
30 g vegane Schokolade
(70 % Kakao)

Den Haferdrink in einen Topf gießen und erwärmen, aber nicht kochen. Das Kakaopulver in einer Tasse mit etwas warmem Haferdrink zu einer glatten Flüssigkeit verrühren und dann ebenfalls in den Topf geben. Nun den Zucker dazugeben.

Die Schokolade in Stücke brechen und auch in dem Haferdrink auflösen. Alles weiterrühren, bis die Heiße Schokolade die gewünschte Temperatur erreicht hat. In zwei Keramiktassen füllen und genießen.

Roh-Kakao ist eine ganz feine Sache. Er enthält eine Menge Antioxidantien und auch Polyphenole, die entzündungshemmend wirken. Aber auch eine ordentliche Portion Magnesium hilft der Hirnleistung und reguliert die Stoffwechselprozesse.

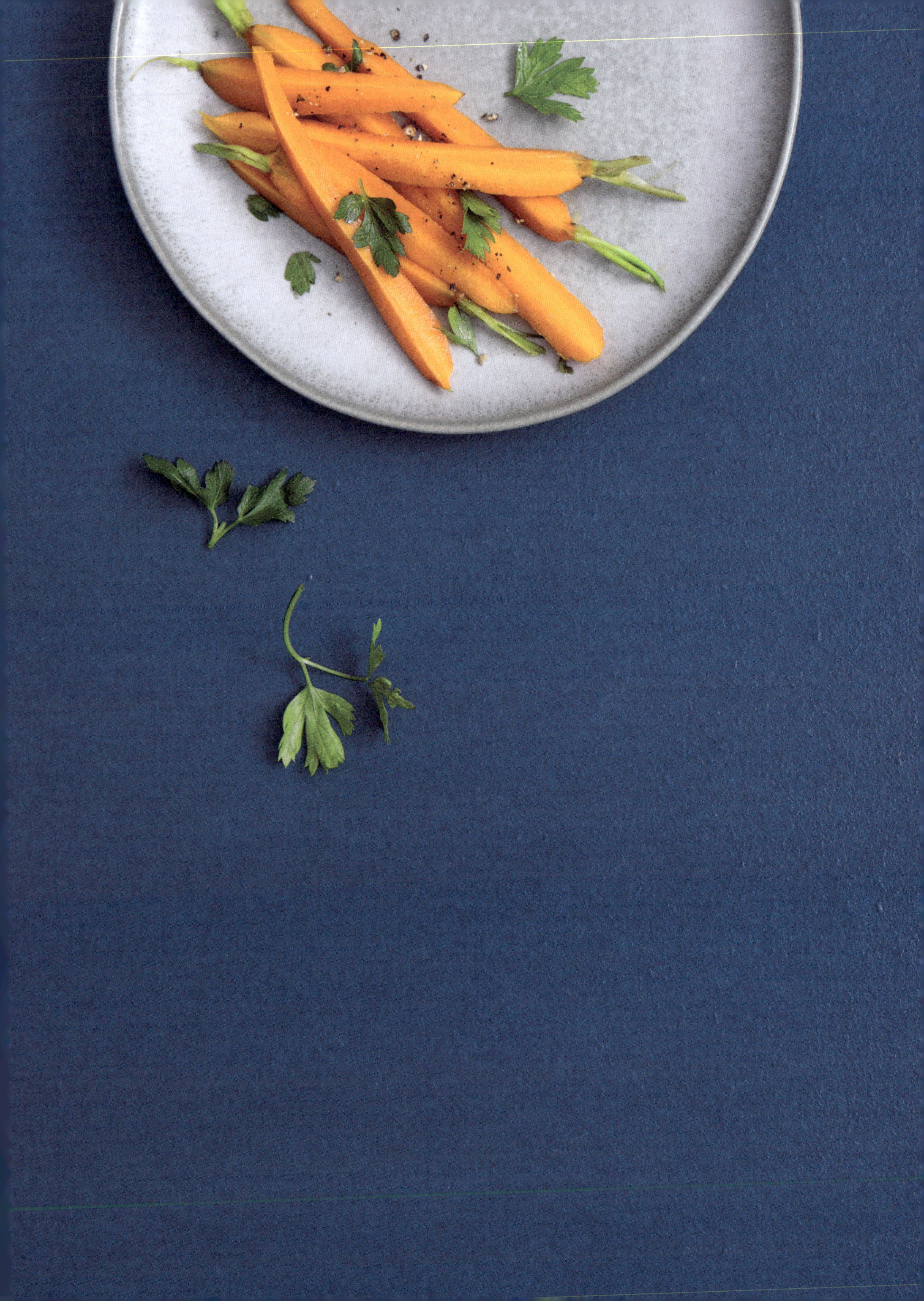

FREUNDE & FAMILIE

Bewusst genießen an besonderen Tagen

GEFÜLLTE ZUCCHINI MIT BLUMENKOHL-CHAMPIGNON-MUS

Als ich Anfang zwanzig war, habe ich eine Zeit lang in München Schwabing gewohnt. Ich habe dort eine Kindersendung fürs Fernsehen moderiert. (Bim Bam Bino – erinnert sich noch jemand?) Jedenfalls befand sich meine Wohnung direkt über einem klitzekleinen Feinkostladen, in dem selbst gemachte, gefüllte Zucchini angeboten wurden. Ich erinnere mich so gern an diese Zeit zurück – mit meinen gefüllten Zucchini.

Für 4 Personen

Für die Zucchini

100 g rote Linsen
Salz
3 EL Olivenöl
100 g Tomatenmark
400–500 g Soja-Hackfleisch
2 EL Gartenkräuter (TK)
160 g vegane Crème Fraîche
frisch gemahlener Pfeffer
4 mittelgroße Zucchini
180 ml Gemüsebrühe
200 g veganer Reibekäse (siehe Tipp auf Seite 111)

Für das Mus

2 kleine rote Zwiebeln
1 Blumenkohl
Salz
120 g Champignons
2 EL Olivenöl
frisch gemahlener Pfeffer
1 Prise frisch geriebene Muskatnuss

Außerdem

Fett für die Form

Die roten Linsen nach Packungsanleitung gar kochen und zum Schluss salzen. Den Backofen auf 200 °C (Ober-/Unterhitze) vorheizen und eine große Auflaufform einfetten.

Für das Mus die Zwiebeln schälen und klein hacken, den Blumenkohl putzen, in Röschen zerteilen und in Salzwasser in ca. 15 Minuten weich kochen. Die Champignons putzen und vierteln. In einer Pfanne das Olivenöl erhitzen, die Hälfte der Zwiebeln dazugeben und anbraten, die Champignons ebenfalls dazugeben, scharf anbraten, salzen und pfeffern.

Für die gefüllten Zucchini in einer zweiten Pfanne das Olivenöl erhitzen, die restlichen Zwiebeln darin anbraten, das Tomatenmark kurz mitanrösten, dann das Soja-Hackfleisch dazugeben. Mit Gartenkräutern würzen und die Linsen hinzugeben. Zum Schluss die Crème Fraîche zugeben und mit Salz und Pfeffer abschmecken.

Die Zucchini putzen und halbieren, ggf. größere Kerne entfernen. Die Hackfleischmasse in die acht Zucchiniboote füllen und diese in die Auflaufform setzen. Mit der Gemüsebrühe auffüllen und mit dem Reibekäse bestreuen. Die gefüllten Zucchini im heißen Ofen 25–30 Minuten auf der mittleren Schiene garen.

Unterdessen Blumenkohl und Champignon-Zwiebel-Mischung pürieren und mit Muskat, Salz und Pfeffer abschmecken. Je zwei gefüllte Zucchiniboote mit dem Blumenkohl-Champignon-Mus auf vier Tellern anrichten und servieren.

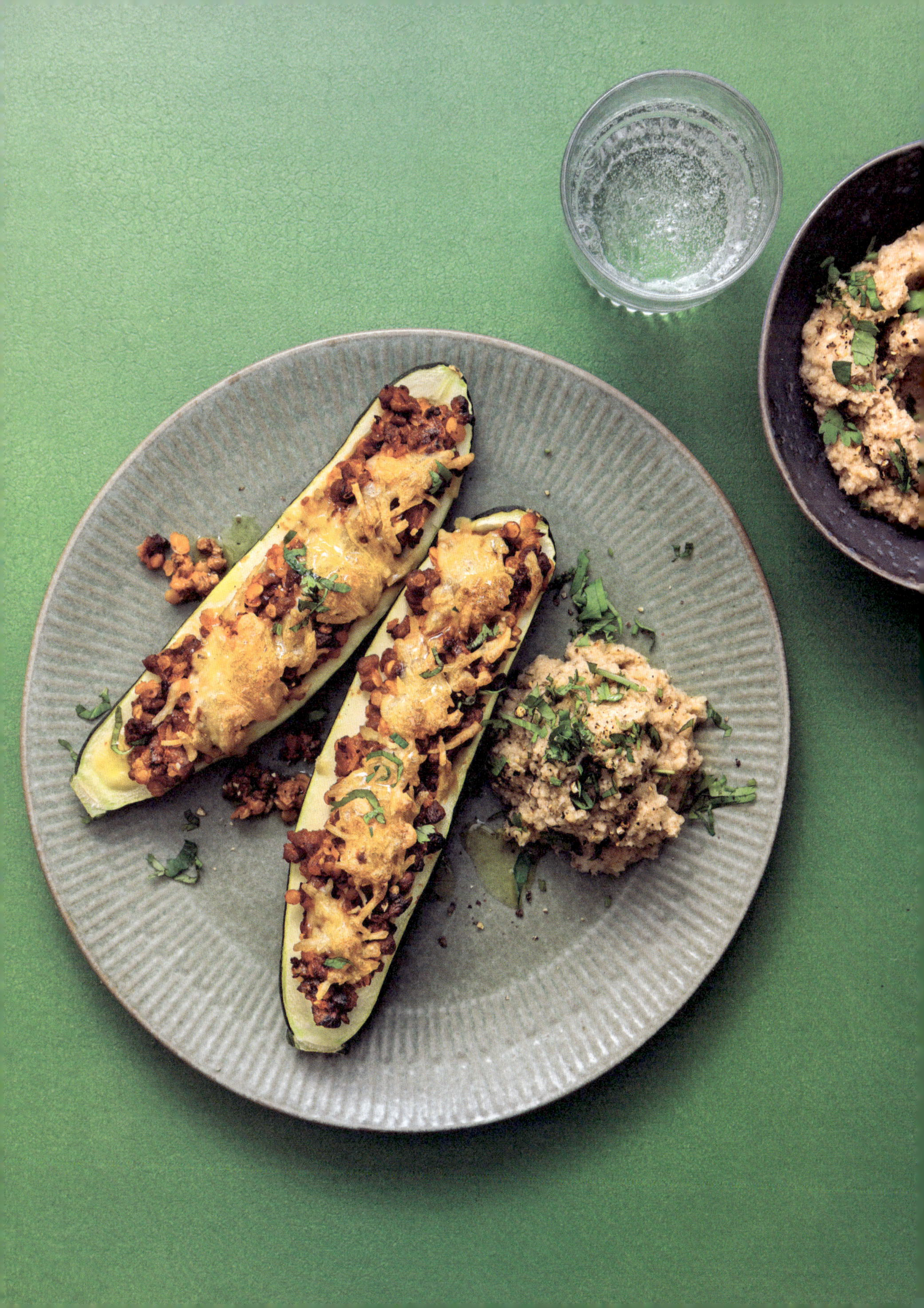

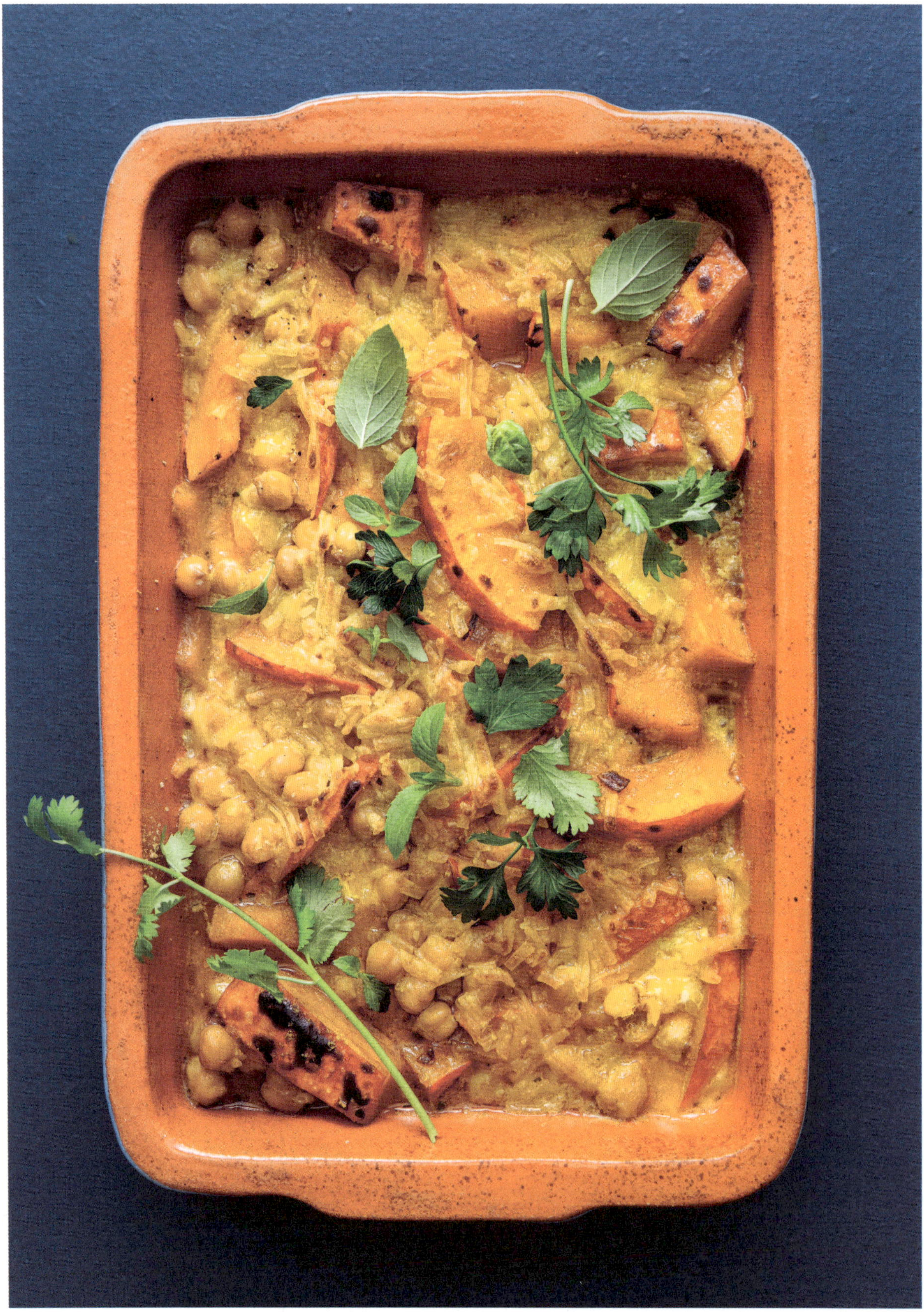

KOKOS-KÜRBIS-AUFLAUF

Ich habe die Erfahrung gemacht, dass jeder Mensch sofort leuchtende Augen bekommt, wenn vor ihm eine dampfende Auflaufform abgestellt wird, in der irgendetwas mit ein bisschen Käse überbacken wurde. Das ist bei meiner Familie nicht anders. Daher überbacke ich gerne hin und wieder gut gewürztes Gemüse im Ofen.

Für 4 Personen

2 kleine Hokkaido-Kürbisse
2 kleine rote Zwiebeln
4 EL Kokosöl
3 TL Masala
3 TL gemahlene Kurkuma
1 TL geräuchertes Paprikapulver
500 ml Gemüsebrühe
2 Kokosnusscremeblöcke (à 50 g)
460 g Kichererbsen (Glas)
Salz
frisch gemahlener Pfeffer
100 g veganer Frischkäse (auf Mandel- oder Cashewbasis)
2 EL Gartenkräuter (TK)
150 g veganer Reibekäse (siehe Tipp auf Seite 111)

Die Kürbisse waschen, halbieren, entkernen und in mundgerechte Stücke schneiden. Die Zwiebeln schälen und würfeln. Das Kokosöl in einem großen Topf erhitzen und die Zwiebelwürfel darin anbraten. Masala, Kurkuma und Paprikapulver hinzufügen und die Gewürze kurz anbraten. (Vorsicht, sie verbrennen schnell!) Die Kürbisstücke hinzufügen, umrühren und anbraten, anschließend mit Gemüsebrühe auffüllen und alles köcheln lassen. Die Kokosnusscreme dazugeben, in der Brühe auflösen und alles ohne Deckel ca. 8 Minuten leicht einköcheln lassen.

Die Kichererbsen abgießen, in einem Sieb abspülen, hinzufügen und einige Minuten mitköcheln lassen, bis der Kürbis gar ist. Mit Salz und Pfeffer abschmecken. Alles in eine Auflaufform füllen und mit Frischkäseflöckchen, Kräutern und Reibekäse bedecken. Die Grillfunktion des Backofens einschalten und den Kokos-Kürbis-Auflauf im heißen Ofen 5–10 Minuten überbacken.

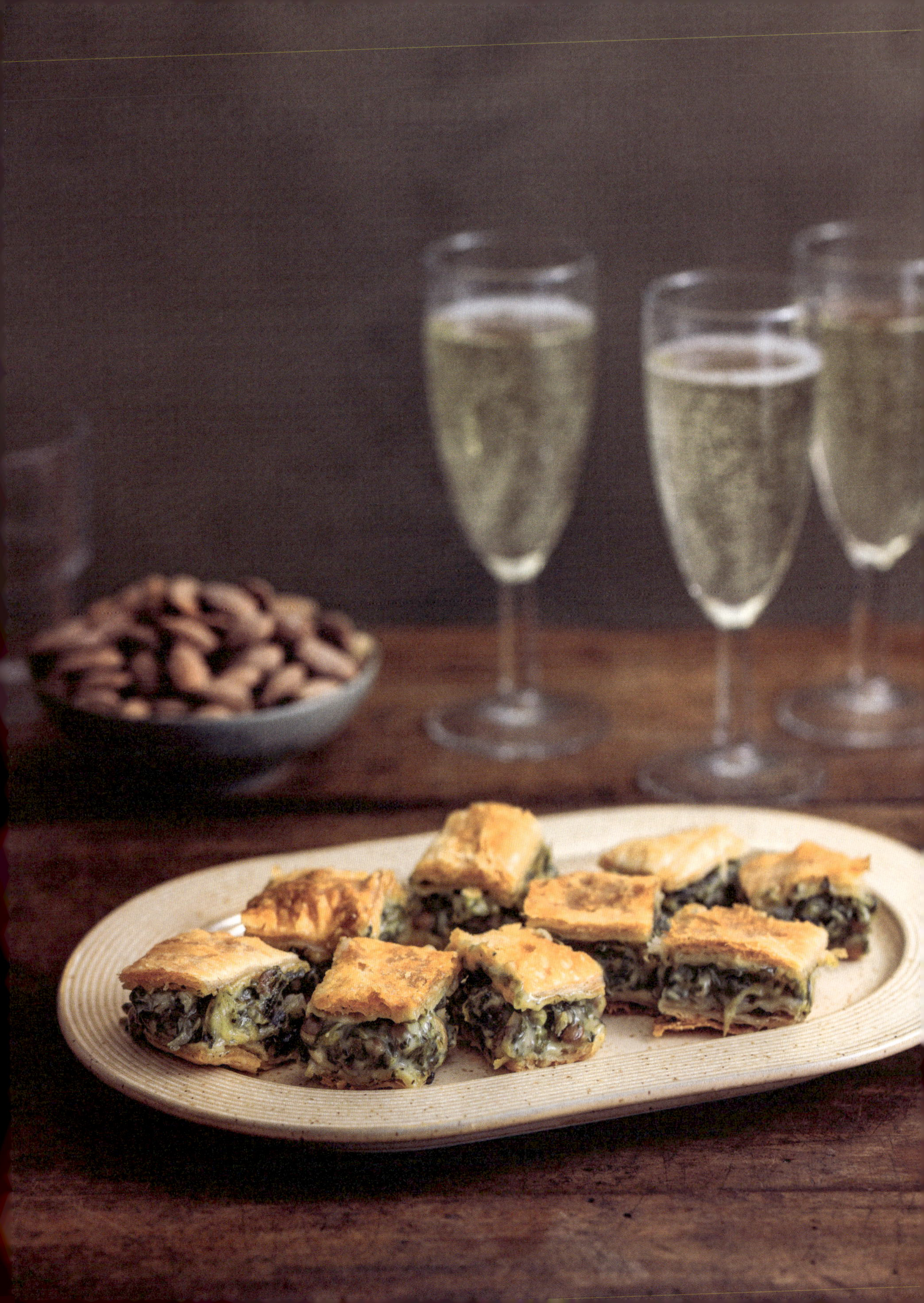

VEGANE HÄPPCHEN

Ich erinnere mich noch an diese herrlichen Geburtstage in meiner Kindheit, bei denen Tische mit allerhand Köstlichkeiten aufgebaut worden waren. Im Grunde genommen verbrachten wir Partygäste die Feier vor diesen Tischen, um immer weiter Chips und Käsespießchen in uns hinein zu futtern. Später wurde daraus das sogenannte Flying Dinner bei Ausstellungseröffnungen. Ich finde es immer wieder interessant, wie schnell die Servierplatten auf solchen Veranstaltungen leergefegt sind. Ein ganzer Raum voller kauender, erwachsener Menschen. Nun ja, aber auch ich biete gerne Häppchen zu Silvester an, um meine Gäste zu erfreuen. Dann gibt es sogar ein Gläschen Sekt dazu.

SALZMANDELN

Für 2–4 Personen

4 EL Jod-Salz
200 g ungeschälte Mandeln

Den Backofen auf 150 °C (Ober-/Unterhitze) vorheizen. 200 ml Wasser zum Kochen bringen, von der Kochstelle nehmen und das Salz darin auflösen. Die Mandeln dazugeben und ca. 20 Minuten ziehen lassen.

Anschließend die Mandeln in einem Sieb abgießen, auf einem mit Backpapier ausgelegten Blech verteilen und 20 Minuten im heißen Ofen auf der mittleren Schiene backen.

Mandeln sind so gesund! Regelrechte Kraftpakete, die unsere Herzen schützen. Sie enthalten gesunde Fette, sie sind gut für den Stoffwechsel, sie sorgen für eine schöne Haut, die Darmflora freut sich, das Immunsystem ebenfalls und der Cholesterinspiegel bleibt auch in der Balance.

BLÄTTERTEIGHÄPPCHEN MIT SPINAT

Für 4 Personen

50 g Tellerlinsen
Salz
4 Platten Dinkel-Blätterteigplatten (TK)
1 kleine rote Zwiebel
1 EL Kokosöl
200 g Blattspinat (frisch oder TK)
100 g veganer Frischkäse (auf Mandel- oder Cashewbasis)
2 EL Italienische Kräuter (TK)
1 Prise frisch geriebene Muskatnuss
Salz
frisch gemahlener Pfeffer
2 EL Speisestärke
30 g Pinienkerne
100 g veganer Reibekäse (siehe Tipp auf Seite 111)

Die Linsen 10 Minuten in der doppelten Menge Wasser nach Packungsanleitung kochen, erst zum Schluss salzen. Die Blätterteigplatten auf ein Backblech legen und auftauen. Den Backofen auf 200 °C (Ober-/Unterhitze) vorheizen.

Die Zwiebel schälen, klein hacken und in einem Topf im heißen Kokosöl anschwitzen, den Blattspinat abbrausen und hinzugeben bzw. den TK-Blattspinat bei geringer Hitze vorsichtig bei geschlossenem Deckel auftauen lassen. Nicht zu stark erhitzen. Den veganen Frischkäse mit der Kräutermischung vermengen, mit Muskat, Salz und Pfeffer kräftig würzen.

Die Speisestärke mit etwas Wasser in einer Schüssel klümpchenfrei anrühren. Linsen, Frischkäse-Kräuter-Mischung, Pinienkerne, Reibekäse und das Stärkegemisch unter den Spinat rühren. Bei Bedarf noch einmal würzen.

Eine kleine Auflaufform mit Backpapier auslegen, auf den Boden zwei der Blätterteigplatten legen, das Spinatgemisch daraufgeben, mit den anderen beiden Blätterteigplatten abdecken und im heißen Ofen auf der mittleren Schiene ca. 35 Minuten backen.

Das Spinatgebäck abkühlen lassen und im Kühlschrank mindestens 1 Stunde fest werden lassen. Anschließend in hübsche Quadrate schneiden und servieren.

TOMATEN-KÄSE-STANGEN

Für 12 Stück

- 21 g frische Hefe (½ Würfel)
- 600 ml lauwarmes Wasser
- 2 TL Kokosblütenzucker
- 1 kg Dinkelvollkornmehl + etwas mehr zum Verarbeiten
- 160 g schwarze Oliven
- 160 g getrocknete Tomaten
- 2 Schalotten
- 5 EL Olivenöl
- 4 TL Salz + etwas mehr
- frisch gemahlener Pfeffer
- 4 EL Italienische Kräuter (TK)
- 160 g veganer Reibekäse (siehe Tipp auf Seite 111)

Richtig traumhaft schmecken die Stangen mit dem Erbsen- und Rote-Bete-Aufstrich (siehe Seite 33 u. 34).

Die frische Hefe in das lauwarme Wasser bröckeln und mit dem Kokosblütenzucker darin auflösen. 10 Minuten gehen lassen.

Das Dinkelmehl in eine Rührschüssel geben. Die schwarzen Oliven klein schneiden. Die getrockneten Tomaten ebenfalls in feine Stücke schneiden. Die Schalotten schälen und in Würfel schneiden. In einer Pfanne 1 EL Olivenöl erhitzen, Oliven, getrocknete Tomaten und Schalotten darin anbraten. Salzen und pfeffern. Zum Schluss die italienischen Kräuter dazugeben. Nun die 4 TL Salz, den Pfanneninhalt und 4 EL Olivenöl zum Mehl geben und alles behutsam verkneten, dabei das Hefe-Zucker-Wasser langsam hinzufügen. Sobald ein glatter Teig entstanden ist, abgedeckt an einem warmen Ort 2 Stunden gehen lassen.

Den Teig auf einer bemehlten Arbeitsfläche in 12 gleich große Stücke teilen und jeweils so lange rollen, bis 12 gleich lange Stangen entstehen. Die Stangen auf zwei mit Backpapier ausgelegte Backbleche legen, ein paar Male einschneiden und mit dem Reibekäse bestreuen. Die Brotstangen mit einem Küchenhandtuch abgedeckt erneut 30 Minuten gehen lassen.

Unterdessen den Backofen auf 220 °C (Ober-/Unterhitze) vorheizen. Die Stangen im heißen Ofen auf der mittleren Schiene 15–20 Minuten backen. Damit sie noch knuspriger werden, unten in den Ofen eine kleine Schale mit Wasser stellen.

GEFÜLLTER SELLERIE MIT ROSENKOHLPÜREE

Mein Vater veranstaltete früher mit ein paar Freunden Kochabende, an denen nach den Rezepten vom großen Wolfram Siebeck gekocht wurde, der im ZEITmagazin seine köstlichsten (und teilweise auch recht reichhaltigen) Gerichte vorstellte. An diesen Abenden duftete es bei uns zu Hause so gut! In Erinnerung an diese wunderbare Zeit habe ich ein Rezept von Wolfram Siebeck aufgegriffen und an die heutigen gesundheitlichen Erkenntnisse angepasst.

Für 4 Personen

Für den Sellerie

- 400 g Tofu natur
- 100 ml Teriyaki-Soße
- 2 Knollensellerie
- 6 Möhren
- 2 EL Kokosöl

Für das Püree

- 500 g Rosenkohl
- Salz
- 2 Prisen Kokosblütenzucker
- 1 Zitrone
- 80 g veganer Frischkäse (auf Mandel- oder Cashewbasis)
- 1 Prise frisch geriebene Muskatnuss
- 1 Prise Cayennepfeffer

Den Tofu in einer Tofupresse gut auspressen – gerne über Nacht. Anschließend den Tofu in der Teriyaki-Soße marinieren.

Für das Püree den Rosenkohl waschen, ggf. die äußeren Blättchen abzupfen und am Strunk kreuzförmig einschneiden. In einem großen Topf in Salzwasser und mit etwas Zucker bei geschlossenem Deckel in ca. 10 Minuten weich kochen. Die Zitrone auspressen.

Die Sellerieknollen schälen, halbieren und aushöhlen, sodass die Wand ca. 1–1,5 cm dick ist. In einem großen Topf Wasser mit ½ TL Salz und etwas von dem frisch ausgepressten Zitronensaft zum Kochen bringen. Die Selleriehälften ca. 8 Minuten bei geschlossenem Deckel garen. Die Möhren schälen, in 1,5 cm große Stücke schneiden und in einem Dünsteinsatz 4–5 Minuten mit geschlossenem Deckel garen.

Den Rosenkohl mit dem veganen Frischkäse pürieren und mit Muskat, Salz, Cayennepfeffer und dem restlichen Zitronensaft abschmecken. Das Rosenkohlpüree und die Möhren in die Selleriehälften füllen. In einer Pfanne das Kokosöl erhitzen, den Tofu mit Marinade in die Pfanne geben, kräftig anbraten und zu dem gefüllten Sellerie servieren.

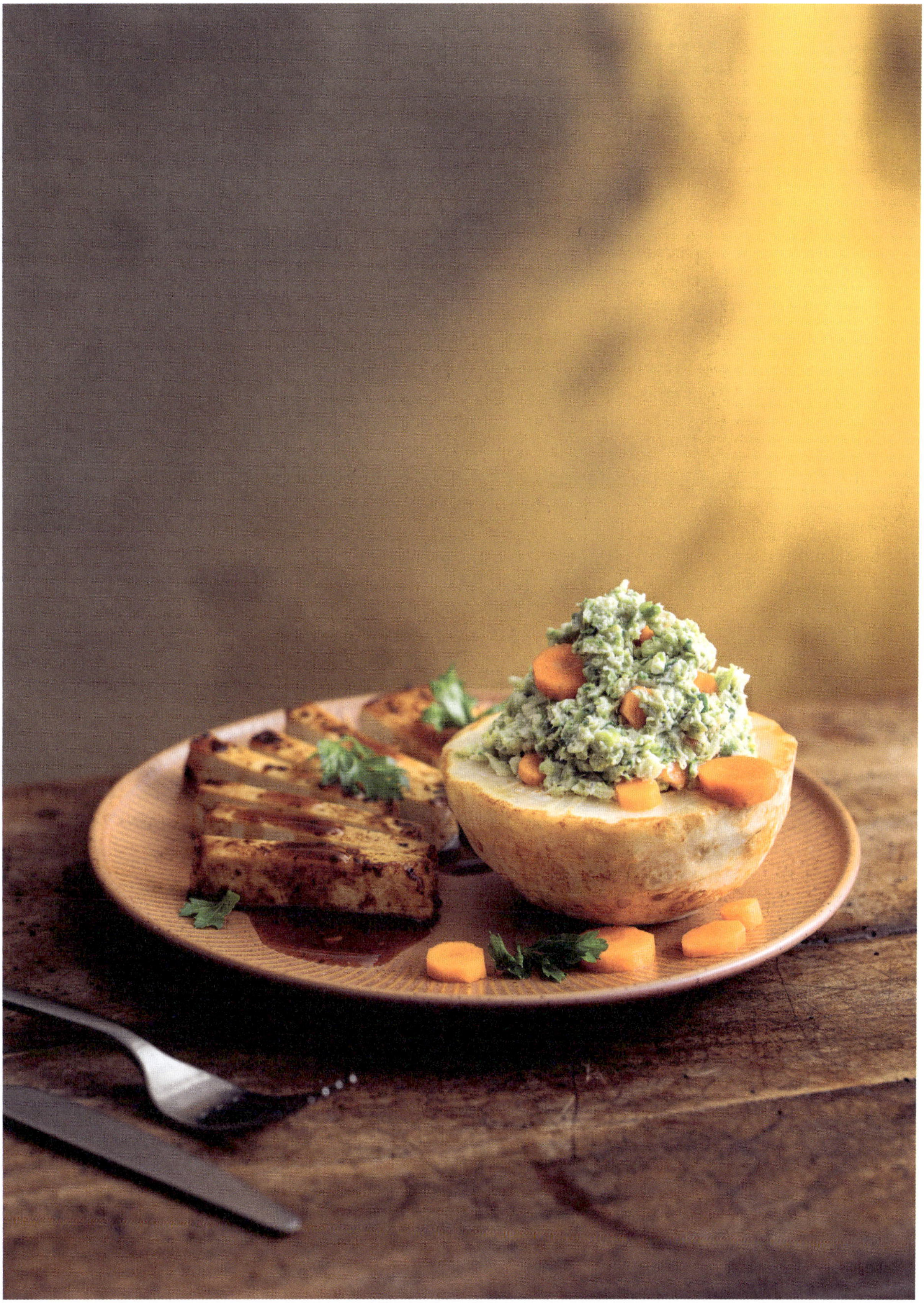

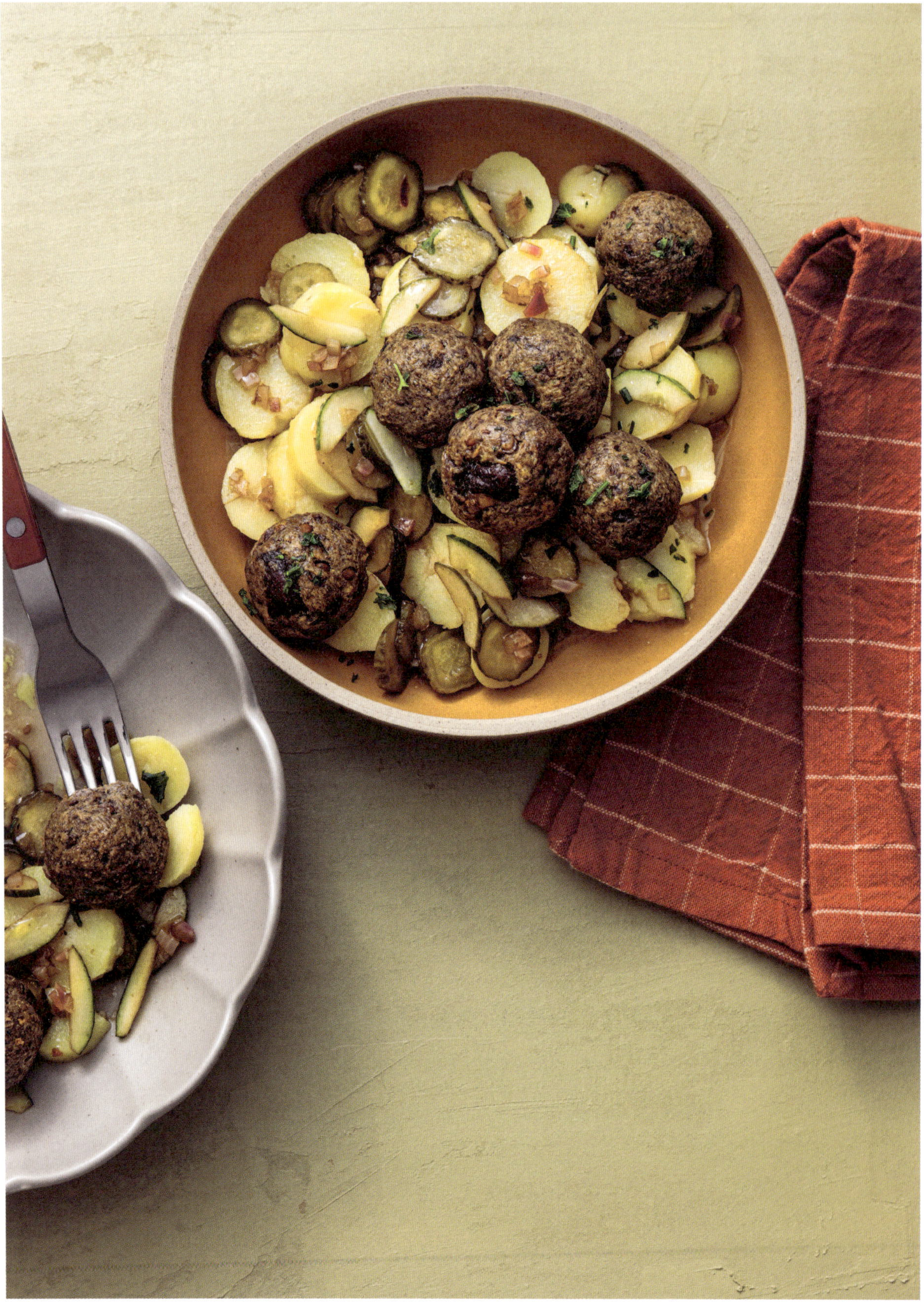

LINSENKLÖSSCHEN MIT KARTOFFELSALAT

Als Kind hätte ich mich von Klößchen ernähren können. Daher bin ich froh, dass ich hier eine schöne Klößchen-Alternative anbieten kann, die zu Kartoffelsalat genauso gut schmeckt, wie in einer klassischen Tomatensoße. Das Wunderbare ist, dass die Kombination »Kartoffeln und Linsen« eine dankbare Aminosäuren-Zusammensetzung liefert, über die sich unser Stoffwechsel freut.

Für 4 Personen

Für die Klößchen

100 g braune Linsen
Salz
150 g Champignons
1 kleine rote Zwiebel
1 EL Olivenöl + etwas mehr zum Bestreichen
1 TL gemahlener Kreuzkümmel
2 EL Gartenkräuter (TK)
70 g Hafermehl
2 EL Coco Aminos (siehe Seite 19 u. 35)
Salz
frisch gemahlener Pfeffer

Für den Kartoffelsalat

1,2 kg kleine Kartoffeln
Salz
2 kleine rote Zwiebeln
140 ml Gemüsebrühe
70 ml Balsamico-Essig
2 EL Ahornsirup
⅔ Salatgurke
160 g Gewürzgurken
70 ml Olivenöl
frisch gemahlener Pfeffer

Für die Klößchen die Linsen nach Packungsanleitung kochen, erst zum Schluss salzen. Die Champignons putzen und vierteln. Die Zwiebel schälen, würfeln und in einer Pfanne in dem Olivenöl anbraten. Den Kreuzkümmel hinzufügen und kurz mitbraten. (Vorsicht, verbrennt leicht!) Champignons zugeben und kräftig anbraten. Dabei häufig wenden. Von der Kochstelle nehmen, kurz abkühlen lassen und die Gartenkräuter unterheben.

Linsen, Pilzmischung, Hafermehl und Coco Aminos mit einem Pürierstab zu einer Masse pürieren. Kleine Stückchen dürfen bleiben. Mit Salz und Pfeffer abschmecken und 10 Minuten quellen lassen.

Den Backofen auf 175 °C (Ober-/Unterhitze) vorheizen, ein Backblech mit Backpapier auslegen. Mit feuchten Händen aus der Masse 16 kleine Klößchen formen und aufs Backblech setzen, mit Olivenöl bepinseln und 25–30 Minuten im heißen Ofen backen.

Für den Kartoffelsalat die Kartoffeln in Salzwasser mit geschlossenem Deckel 10–15 Minuten garen. Die Zwiebel schälen und würfeln, mit Brühe, Essig und Ahornsirup 20 Minuten in einem Topf mit geschlossenem Deckel leise köcheln lassen. Die Kartoffeln pellen, die Gurke der Länge nach vierteln, entkernen und in feine Scheiben schneiden. Die Gewürzgurken in Scheiben schneiden. Gurken und Kartoffeln in einer Schüssel vermischen.

Das Brühe-Gemisch von der Kochstelle nehmen, das Olivenöl unterrühren und über die Kartoffeln und Gurken geben. Alles umrühren, salzen, pfeffern und noch etwas durchziehen lassen. Den Kartoffelsalat mit den Klößchen auf vier Tellern anrichten.

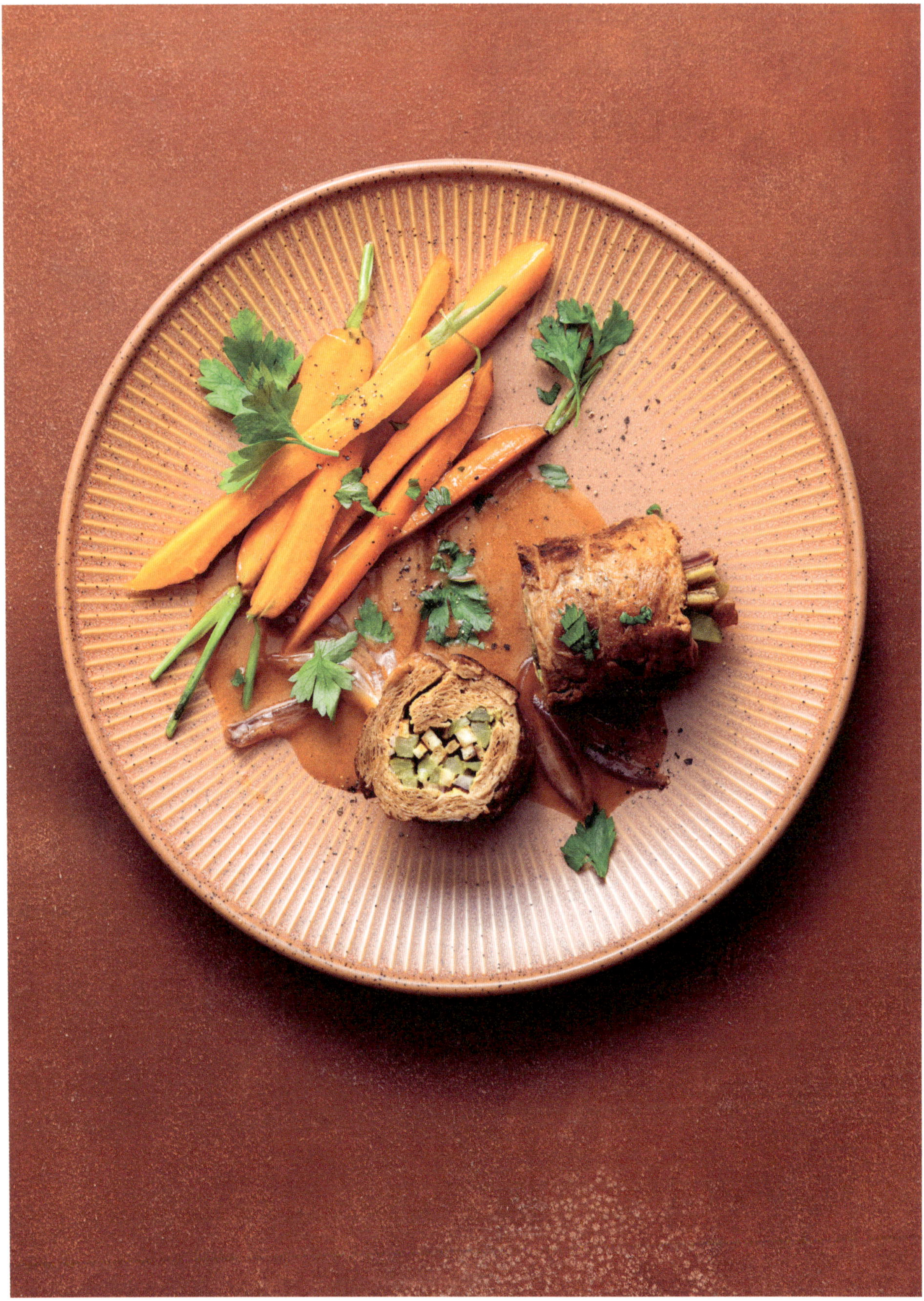

SOJA-ROULADEN IN ROTWEINSOSSE

Ich gebe zu, ich habe so meine Schwierigkeiten damit, aus pflanzlichen Produkten Lookalike-Fleischprodukte nachzuempfinden. Doch bei dieser Roulade mache ich eine Ausnahme. Früher habe ich meiner Mutter hin und wieder am Sonntag geholfen, die Rouladen und die Soße zu binden. Das war immer ein wenig feierlich, weil es die restliche Woche kaum Fleisch gab. Und wohin soll ich sonst mit diesem alten Wissen?

Für 4 Personen

4 Steaks aus Soja
2 l Gemüsebrühe
2 kleine rote Zwiebeln
12 Cornichons
60 g Räuchertofu
3 EL Kokosöl
Salz
frisch gemahlener Pfeffer
2 TL mittelscharfer Senf
2 TL Paprikapulver edelsüß
2 EL Tomatenmark
200 ml trockener Rotwein
3 EL Sojasoße
100 ml Hafersahne
2 TL Dinkelmehl

Außerdem
Bratengarn

Dazu passen glasierte Möhren (siehe Foto, Rezept siehe Seite 129) und Semmelknödel (siehe Seite 164).

Die Soja-Steaks in eine große Schüssel geben und mit 1,5 ml kochender Gemüsebrühe übergießen. 15 Minuten ziehen lassen. Sie müssen gut mit der Brühe bedeckt sein. Die Zwiebeln schälen und mit den Cornichons in Streifen schneiden. Die Hälfte der Zwiebelstreifen beiseitelegen. Den Räuchertofu in Scheiben schneiden. In einer Pfanne 1 EL Kokosöl erhitzen und den Tofu kross anbraten. Die Pfanne schräg zur Seite stellen, sodass sich das Öl sammeln und der Tofu abtropfen kann. Den Tofu herausnehmen und in noch schmalere Streifen schneiden.

Die Soja-Steaks nebeneinander auf einen Teller oder eine Platte legen, salzen, pfeffern und mit Senf bestreichen. Zwiebel- und Tofustreifen und die klein geschnittenen Cornichons darauf verteilen. Die Rouladen vorsichtig zusammenrollen und mit Bratengarn verschnüren. Den Backofen auf 180 °C (Ober-/Unterhitze) vorheizen.

In einem feuerfesten Topf 2 EL Kokosöl erhitzen, die Rouladen von allen Seiten scharf anbraten und herausnehmen. Die übrig gebliebene, in Streifen geschnittene Zwiebel in das Öl geben und kurz braten. Das Paprikapulver in die Pfanne geben und anrösten. Das Tomatenmark ebenfalls kurz mitbraten. Mit der restlichen Brühe langsam aufgießen, alles ein paar Minuten köcheln lassen, dann den Rotwein und die Sojasoße langsam dazugießen, einige Minuten weiterköcheln und reduzieren lassen.

Die Rouladen wieder in die Soße legen und den Topf mit geschlossenem Deckel in den heißen Ofen stellen. Die Soja-Rouladen 30 Minuten auf der mittleren Schiene garen.

Den Topf herausnehmen und die Hafersahne unter die Soße rühren. Das Mehl mit etwas Wasser glatt rühren und zum Andicken in die Soße einrühren. Kurz aufkochen lassen, dabei das Mehlgemisch sorgfältig unterrühren, bis es andickt. Mit Salz und Pfeffer abschmecken und die Rouladen mit den gewünschten Beilagen servieren.

SÜSSKARTOFFEL-AUBERGINEN-CURRY

Zu diesem Curry gibt es nicht viel zu sagen. Nur: Es ist sehr einfach, es geht sehr schnell, es schmeckt sehr exotisch, es ist sehr gesund – und es ist unverzüglich aufgegessen.

Für 4 Personen

2 kleine rote Zwiebeln
2 EL Kokosöl
2–3 EL grüne Currypaste
700 ml Gemüsebrühe
2 Kokosnusscremeblöcke (à 50 g)
2 Süßkartoffeln
2 Auberginen
1–2 EL Kokosblütenzucker
4 EL Limettensaft
Salz

Außerdem

2 Stängel Koriander
200 g Basmatireis

Die Zwiebeln schälen und würfeln. Das Kokosöl in einer Pfanne erhitzen und die Zwiebelwürfel darin glasig dünsten. Die Currypaste hinzufügen und kurz mitanbraten, anschließend die Gemüsebrühe zugeben und aufkochen. Die Kokosnusscreme dazugeben und umrühren, bis sie sich in der köchelnden Brühe aufgelöst hat. Bei geschlossenem Deckel 5 Minuten köcheln lassen.

Die Süßkartoffeln schälen und in mundgerechte Stücke schneiden. Die Auberginen waschen, putzen, vierteln und ebenfalls in mundgerechte Stücke schneiden. Den Koriander fein hacken. Die Süßkartoffel in die köchelnde Flüssigkeit geben und 5 Minuten bei geschlossenem Deckel garen.

In der Zwischenzeit den Reis nach Packungsanleitung gar kochen. Die Auberginen und den Kokosblütenzucker zur Süßkartoffel geben und alles weitere 10 Minuten bei geschlossenem Deckel köcheln lassen. Das Curry vor dem Servieren mit dem Limettensaft abschmecken und nach Belieben leicht nachsalzen.

Das Süßkartoffel-Auberginen-Curry mit dem Basmatireis auf vier Tellern anrichten und mit Koriander bestreut servieren.

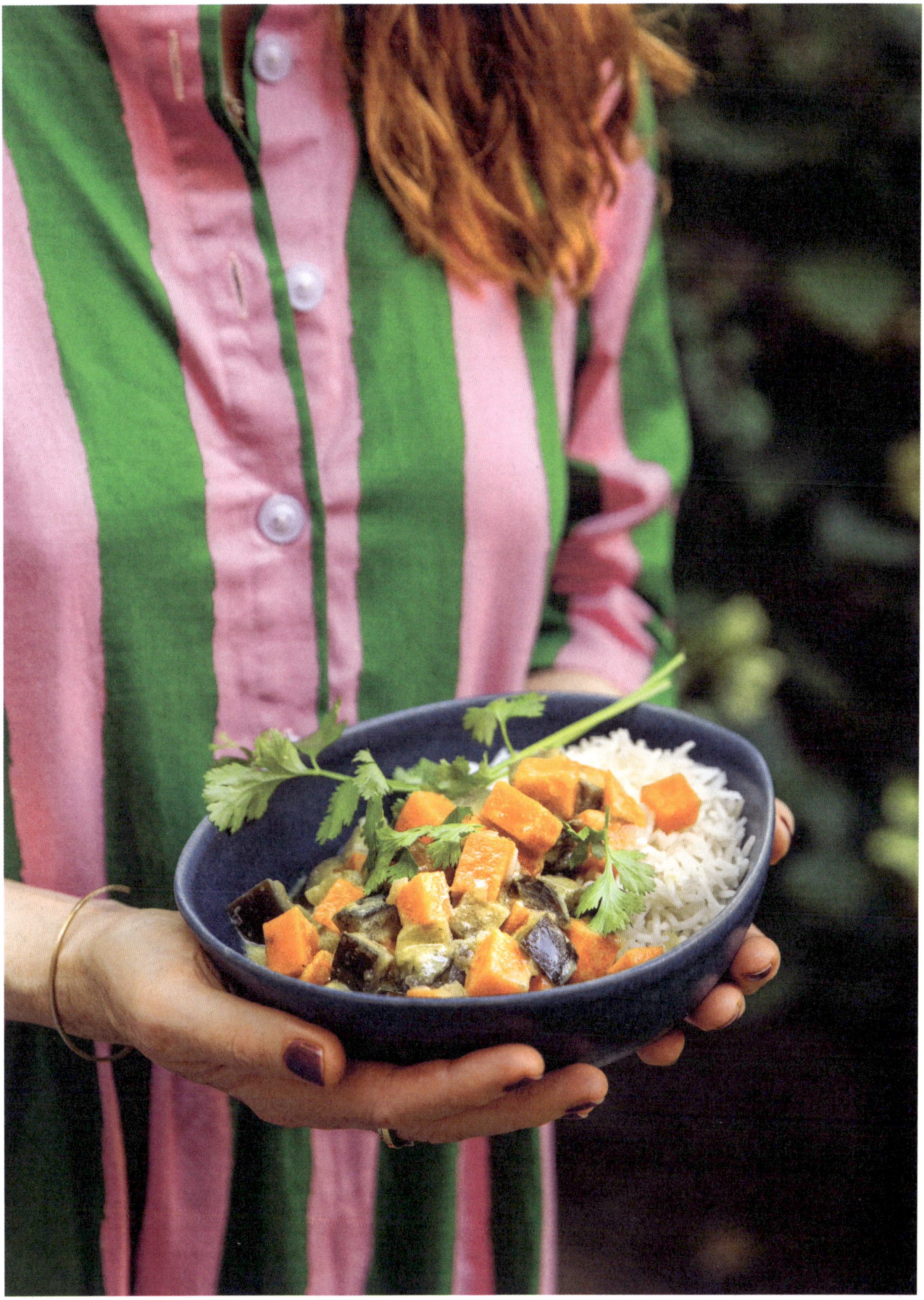

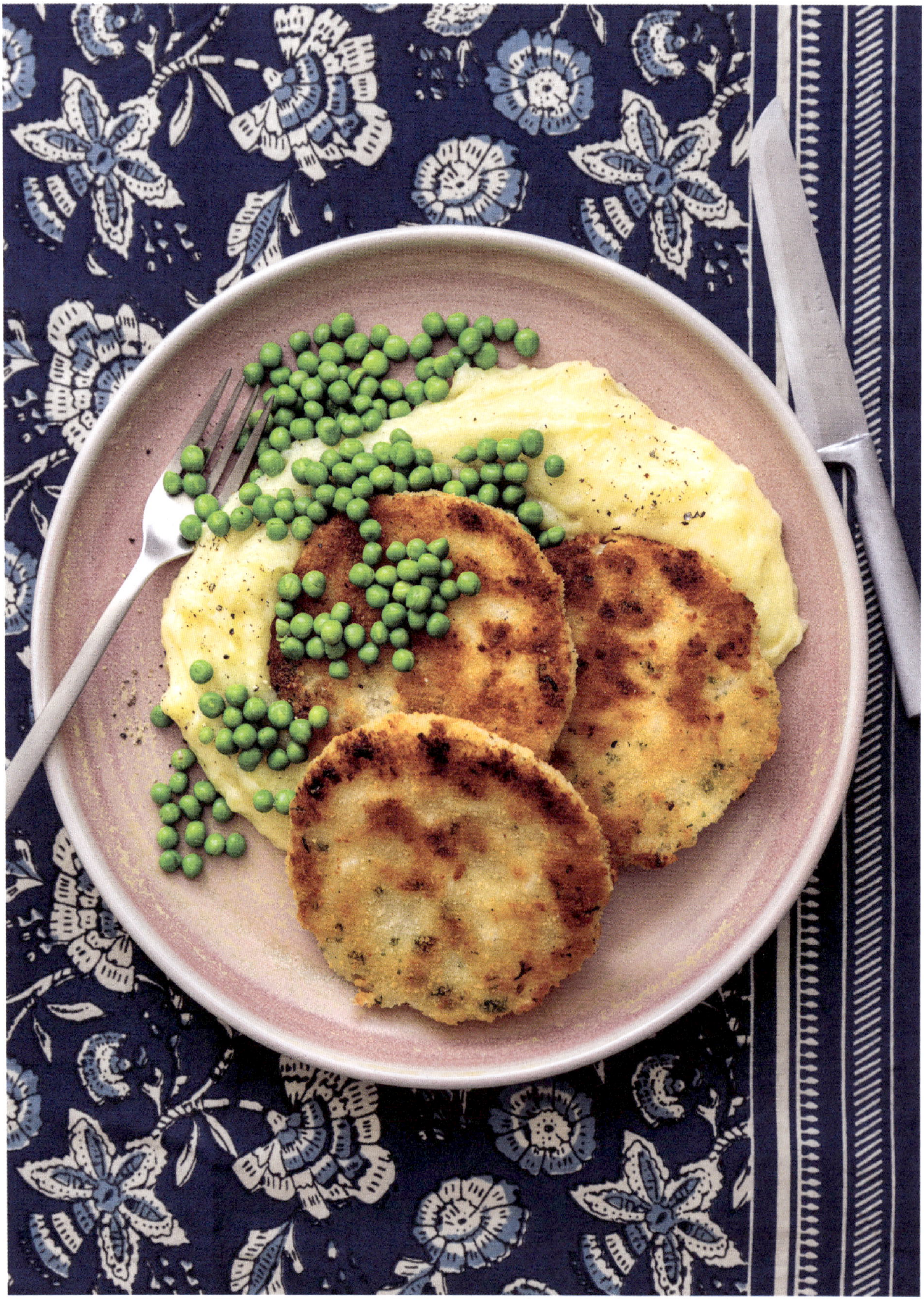

PANIERTE KOHLRABISCHEIBEN MIT KARTOFFELSTAMPF

Wenn ich mich nur erinnern könnte, wo ich zum ersten Mal eine panierte Kohlrabischeibe gegessen habe? Ich glaube, es war in einem Gasthaus mit Altdeutscher Küche im Prenzlauer Berg. Auf jeden Fall weiß ich noch, dass ich überrascht war, wie gut so eine panierte Kohlrabischeibe schmecken kann, sodass sie in diesem Buch natürlich nicht fehlen darf – also: gleich ein paar davon für meine Gäste!

Für 4 Personen

Für die Kohlrabischnitzel
6 Kohlrabi
Salz
200 ml Haferdrink
4 EL Gartenkräuter (TK)
Salz
frisch gemahlener Pfeffer
150 g Dinkelmehl
200 g Dinkel-Semmelbrösel

Für den Kartoffelstampf
700 g mehligkochende Kartoffeln
Salz
100 ml vegane Sahne
20 g vegane Butter
1 Msp. frisch geriebene Muskatnuss
Salz
frisch gemahlener Pfeffer

Außerdem
400 g Erbsen (TK)
Salz
ca. 2 EL Olivenöl zum Braten

Die Kohlrabi schälen und in ca. 1 cm dicke Scheiben schneiden. In einem großen Topf Salzwasser zum Kochen bringen. Die Kohlrabischeiben 5–7 Minuten köcheln lassen.

Für den Kartoffelstampf die Kartoffeln schälen und in grobe Stücke schneiden. In einem großen Topf mit Salzwasser aufkochen und mit geschlossenem Deckel 10 Minuten köcheln lassen, bis sie gar sind. Beim Abgießen etwas Kartoffelwasser zurückhalten.

Den Haferdrink mit den Gartenkräutern mischen, salzen und pfeffern. Mehl, Semmelbrösel und Haferdrink-Kräuter-Mischung jeweils auf einen Teller geben. Die Kohlrabischeiben nacheinander zuerst durch die »Milch« ziehen, im Mehl wälzen, rasch erneut durch die »Milch« ziehen, erneut im Mehl wälzen, ein letztes Mal durch die »Milch« ziehen und abschließend in den Semmelbröseln wälzen. Die fertig panierten Kohlrabischeiben beiseitestellen.

Die Erbsen in etwas Salzwasser zum Köcheln bringen und mit geschlossenem Deckel sanft in 5–8 Minuten garen. Die Kartoffeln zerstampfen und etwas Kartoffelwasser dazugießen, anschließend vegane Sahne und vegane Butter dazugeben. Mit Muskat, Salz und Pfeffer abschmecken.

In einer Pfanne das Olivenöl erhitzen und die Kohlrabischeiben von beiden Seiten kross anbraten. Die Schnitzel mit dem Kartoffelstampf und den Erbsen auf vier Tellern anrichten und servieren.

Zu den Kohlrabischnitzeln passt hervorragend die Frankfurter Grüne Soße (siehe Seite 55).

SEMMELKNÖDEL MIT CHAMPIGNONRAHMSOSSE

Mit Semmelknödeln kann man nichts falsch machen. Semmelknödel schmecken einfach allen. Ich bereite sie gerne aus dem selbst gebackenen Toastbrot zu, wenn es nach ein oder zwei Tagen nicht aufgegessen wurde. So findet es noch einmal eine ganz neue Daseinsform.

Für 4 Personen

Für die Knödel
600 g Toastbrot vom Vortag (siehe Seite 39)
6 EL Sojamehl
1 Msp. frisch geriebene Muskatnuss
2 TL Salz
2 kleine rote Zwiebeln
4 EL vegane Margarine
2 EL Gartenkräuter (TK)
frisch gemahlener Pfeffer
350 ml Haferdrink + ggf. etwas mehr
2–3 EL Dinkel-Semmelbrösel (optional)

Für die Soße
2 kleine rote Zwiebeln
600 g Champignons
2 EL Olivenöl
Salz
frisch gemahlener Pfeffer
1 Prise frisch geriebene Muskatnuss
1 EL Dinkelmehl
100 ml Gemüsebrühe
400 ml vegane Sahne (z. B. Hafer Cuisine)
1 TL Sojasoße

Hierzu schmeckt der Zwischen-den-Sommern-Salat (siehe Seite 52) sehr gut.

Für die Semmelknödel das Toastbrot in Würfel schneiden. In einer Schüssel mit Sojamehl, Muskat und Salz vermischen. Die Zwiebeln schälen und würfeln. In einer Pfanne die vegane Margarine erhitzen, darin die Zwiebel glasig dünsten. Die Gartenkräuter hinzufügen und etwas pfeffern. Den Haferdrink erwärmen, aber nicht kochen lassen. Gemeinsam mit dem Zwiebelgemisch zu den Toastwürfeln geben und alles gut miteinander verkneten. Die Masse 10 Minuten quellen lassen.

In einem großen Topf Salzwasser zum Kochen bringen. Aus dem Teig 12 gleich große Knödel formen. Am besten dafür die Hände etwas anfeuchten. Sollten die Knödel zu weich sein, Semmelbrösel hinzufügen; sollten sie zu bröckelig sein, noch etwas Haferdrink hinzufügen. Die Klöße in das heiße, nicht mehr kochende Wasser geben und bei schwacher Hitze 15 Minuten ziehen lassen.

Für die Champignonrahmsoße die Zwiebeln schälen und würfeln. Die Champignons waschen, putzen und in Scheiben schneiden. Das Olivenöl in einer Pfanne erhitzen, die Zwiebel darin anbraten, dann die Champignons hinzufügen und ebenfalls kräftig anbraten. Salzen, pfeffern und etwas Muskat darüberreiben. Dann mit Mehl bestäuben und alles vorsichtig anschwitzen. Unter Rühren erst die Gemüsebrühe, dann die vegane Sahne dazugeben, die Soße glatt rühren und zum Schluss mit der Sojasoße kurz aufkochen und 3 Minuten köcheln lassen.

Jeweils drei Knödel auf einem Teller anrichten und mit der Champignonrahmsoße servieren.

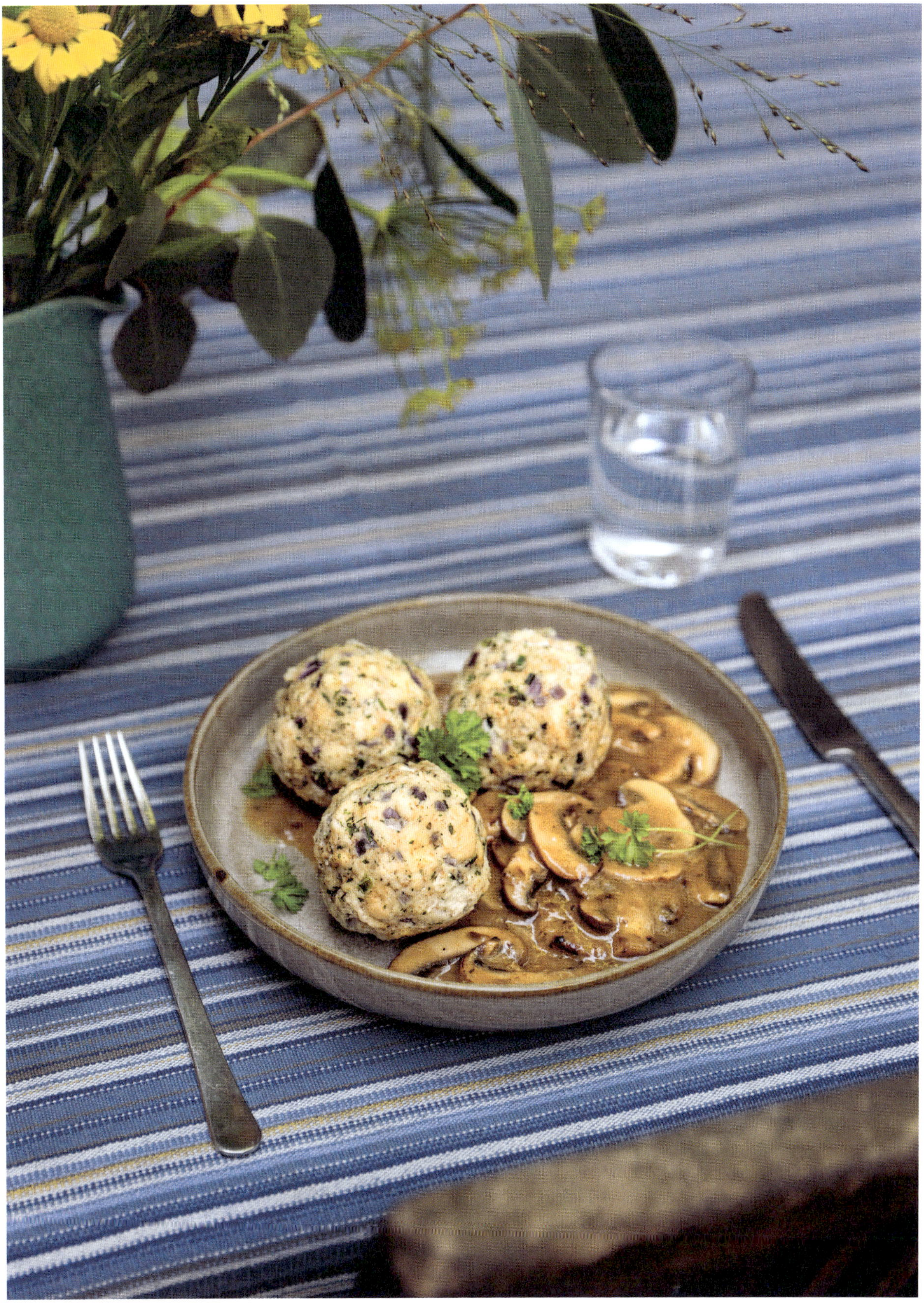

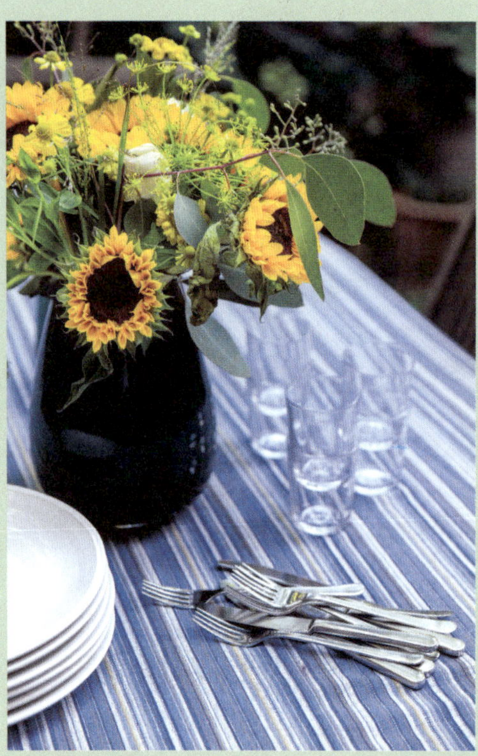

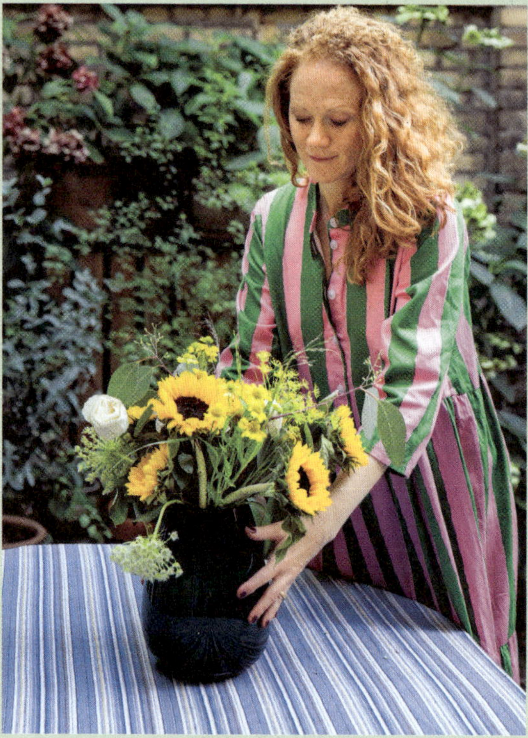

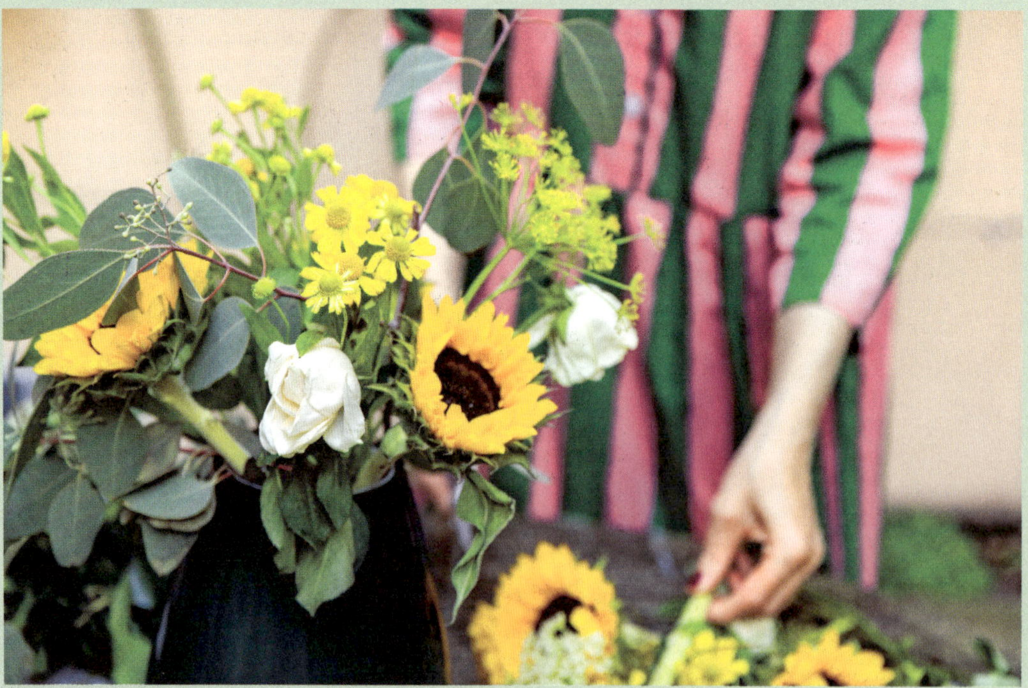

VEGANES FÜR DIE GÄSTE

Als ich vor ein paar Jahren zum ersten Mal ein veganes Kochbuch aufgeschlagen habe, war ich wirklich erstaunt: Die Gerichte, die dort erklärt und abgebildet wurden, sahen so lecker aus, dass ich mich sofort gefragt habe, warum ich eigentlich erst jetzt anfange, mich für Veganismus zu interessieren. Ich hätte das Kochbuch sofort aufessen können!

Ich hatte – wie vermutlich viele andere Menschen auch – ein bestimmtes Bild von veganer Ernährung: Freudlose Gerichte, die geschmacksneutral sind und ohne jegliche Raffinesse auskommen. Absoluter Einheitsbrei, von dem man froh war, wenn man ihn irgendwie »heruntergewürgt« hatte. So wie die »Öko«-Brötchen, die ich mit einigen Mitschülern und Mitschülerinnen in der Oberstufe in unserem Schülervertretungsraum verkauft hatte, um dem industriell hergestellten Mensa-Angebot der frühen 90er-Jahre eine gesunde Alternative entgegenzusetzen. Aber die Brötchen waren so fest und urtümlich, dass sie selbst meinen »alternativen« Mitschülern nicht schmeckten. Die Teile sahen weder schön noch lecker aus. Man hätte damit Fenster einwerfen können.

Doch in den letzten dreißig Jahren hat sich in Deutschland einiges verändert. Die Öko-Backwaren wie das Bio-Angebot sind in ihrer Entwicklung vollkommen ausdifferenziert, die Auswahl ist enorm. Gleichzeitig sind Einflüsse aus anderen Ländern hinzugekommen, das Gewürz- und Geschmacksspektrum hat sich radikal erweitert, sodass ein veganes Gericht mindestens so raffiniert ist wie ein herkömmliches Gericht mit Fleisch oder Fisch – wenn nicht sogar noch raffinierter, weil es eben den Beweis antreten will (bzw. der Koch/die Köchin), dass pflanzenbasiertes Essen sehr, sehr köstlich sein kann.

Insofern hört meine vegane Ernährung nicht schlagartig auf, wenn Gäste zu Besuch kommen – wie Freunde, Eltern, Geschwister oder Schwiegereltern. Ganz im Gegenteil. Gerade dann wird von mir exzessiv vegan gekocht, um die Begeisterung für diese Ernährungsform an die Menschen weiterzugeben, die mir am Herzen liegen. Es ist nicht so, dass ich mich als Missionarin sehe, sondern eher als Inspirationsquelle.

Ich überlege mir frühzeitig, was ich denn Schönes kochen könnte, mit dem auch Nicht-Veganer und Nicht-Veganerinnen sehr gut zurechtkommen und kein enttäuschtes Gesicht machen müssen, weil es nicht das erwartete Fleisch gibt. Schließlich möchte ich auch ein wenig überraschen und gleichzeitig sicher sein, dass ich meine feierlich geladenen Gäste nicht mit meinem Veganismus überfordere. Damit ich auch sicher sein kann, dass ich alle notwendigen Zutaten bekomme, gehe ich einen Tag vorher einkaufen. Was das anbelangt, begreife ich die Organisation einer Tafelrunde komplett anders als mein Vater, wenn er früher seine Männer-Kochabende veranstaltet hat. Während alle hungrigen Männer schon da waren und von meiner peinlich berührten Mutter bespaßt wurden, war mein Vater noch in der Stadt unterwegs, um die Zutaten einzusammeln. Das war vielleicht ein Stress. Daraus habe ich ganz klar gelernt: Es ist wesentlich angenehmer, im Vorfeld alles erledigt zu haben, damit ich mich dann in relativer Ruhe um das Kochen kümmern kann. Mit allem rechtzeitig fertig zu werden, ist schon knifflig genug.

Kurz bevor die Gäste kommen, weihe ich meinen Mann in sämtliche Abläufe ein, damit er mir beim Servieren assistieren kann. Klar bin ich manchmal noch etwas angespannt, wenn dann alle am Tisch sitzen und ich in einer kurzen Ansprache mitteile, dass es weder Lachs noch Gulasch geben wird. Tatsächlich habe ich aber noch nie erlebt, dass jemand längerfristig pikiert geguckt hätte, weil Gemüse in allen Varianten serviert wurde. Ohnehin wirkt es heutzutage ja längst nicht mehr verstörend, wenn vegane Gerichte angeboten werden – viel eher erscheint es fast hinterwäldlerisch, in großer Fülle Fleisch oder Fisch auf den Tisch zu stellen. So, als hätte man die Diskussionen rund um den Klimawandel, das Tierwohl und die CO_2-Emissionen nicht mitbekommen.

Ehrlich gesagt ergeben sich in größeren Tischrunden viel mehr interessante Gespräche über die Art der Zubereitung, die teilweise exotischen Gewürze und die Erkenntnis, dass eine pflanzenbasierte Ernährung die gleiche Sättigung und Zufriedenheit herstellen kann wie ein

Menü aus Tieren. Außerdem betone ich mit einem Augenzwinkern bei meinen Gästen immer gerne, dass ich mit dem rein pflanzlichen, vollwertigen Essen gerade für Heilung bei ihnen sorge, und verrate, was die Zusammensetzung in den nächsten Stunden Wunderbares mit ihren Organen anstellen wird. Das erfreut natürlich immer alle. Bei solchen Zusammenkünften würde ich gerne auch noch dazu übergehen, ein kleines Referat über die grundsätzliche Wirkungsweise von sekundären Pflanzenstoffen auf den Organismus zu halten, aber ich will ja niemanden überstrapazieren.

Beim abschließenden Cappuccino hört dann allerdings für manche meiner Gäste der Spaß mit dem Veganismus auf. Bei einigen Personen ist zuweilen doch noch ein gewisser Vorbehalt bis Widerwillen gegen Barista Haferdrink zu beobachten. Da drücke ich dann ein Auge zu – aber auch hier ist der Wandel unaufhaltsam.

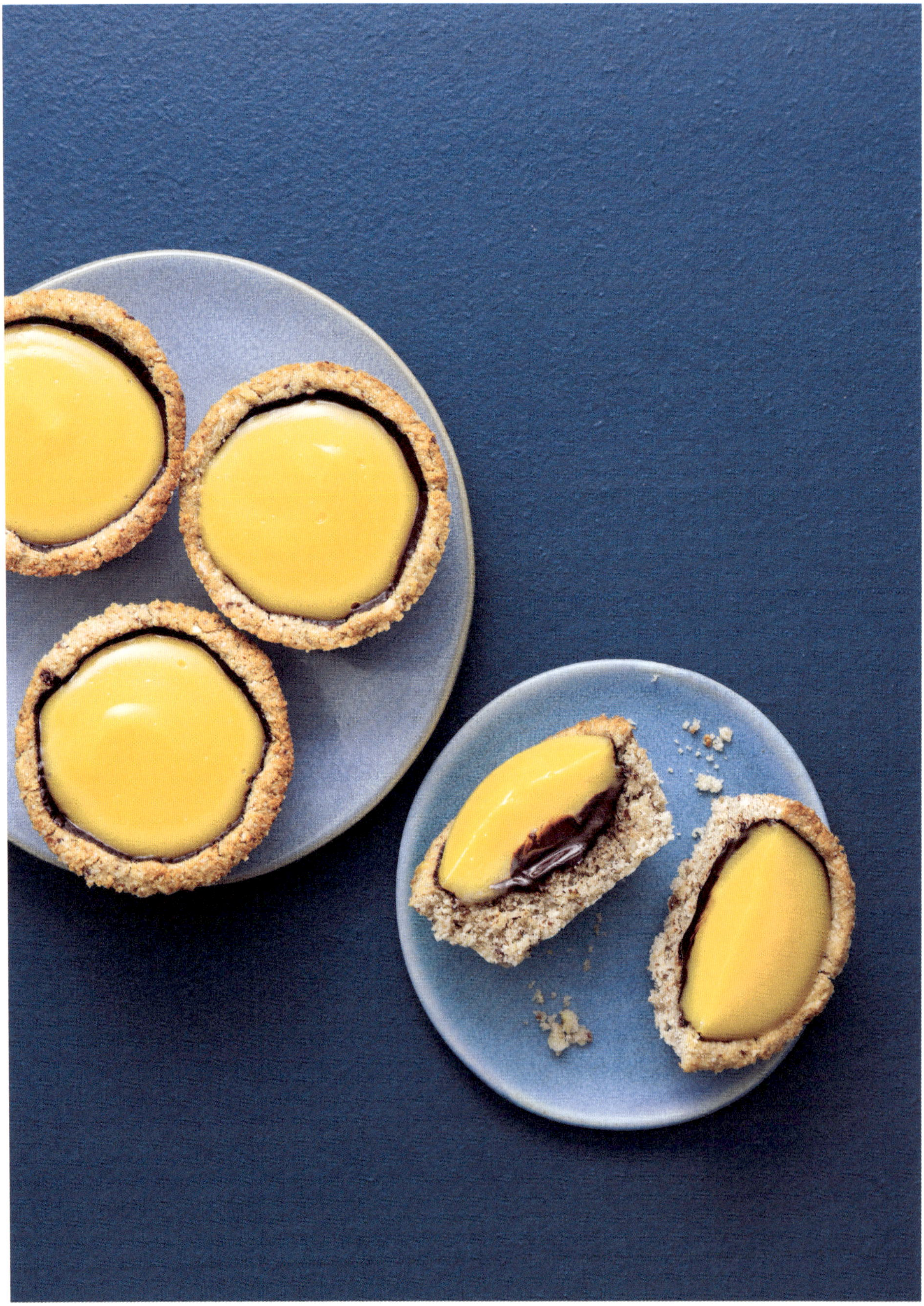

SCHOKOLADEN-TARTELETTES MIT MANGOCREME

Zu meinem 50. Geburtstag hatten wir einige Gäste eingeladen. Zu diesem Anlass hatte ich diese wunderbaren Tartelettes gebacken. Die Zeit war knapp – zum Auskühlen stellte ich sie in den Kühlschrank und vergaß sie dort. Denn es gab auch noch den Applecrumble. Am nächsten Tag kam meine große Tochter – sie konnte nicht mehr aufhören, diese Tartelettes zu essen. Gut, mein Mann und ich haben mitgeholfen. Sie schmecken frisch, herb und köstlich.

Für 6 Personen

Für die Tartelettes
9 entsteinte getrocknete Datteln
100 g Cashewnüsse
50 g Kleinblatt Haferflocken
40 g Kokosmehl
2 EL Agavendicksaft
3 EL Kokosöl + etwas zum Einfetten

Für die Füllung
6 Stücke vegane Schokolade (70 % Kakao)
150 ml Mango-Smoothie
25 ml Orangensaft
½ Pck. veganes Vanillepuddingpulver

Für die Tartelettes die Datteln 20 Minuten in heißem Wasser einweichen. Den Backofen auf 180 °C (Ober-/Unterhitze) vorheizen. Dann die Datteln mit den Cashewnüssen zerkleinern, das geht sogar mit einem Pürierstab. Haferflocken, Kokosmehl, Agavendicksaft und Kokosöl zu dieser Mischung geben. Alles pürieren, bis eine klebrige Masse entsteht.

Eine Muffinform mit sechs Vertiefungen mit Kokosöl dünn einfetten. Die Dattelmasse auf die sechs Mulden verteilen und die Tartelettes im heißen Ofen 10 Minuten auf der mittleren Schiene backen.

Die Muffinform aus dem Ofen holen und sofort die sechs Schokoladenstückchen in die sechs Tartelettes legen. Mit einem Teelöffel die schmelzende Schokolade auf der gebackenen Dattelmasse bewegen, bis sie komplett mit Schokolade bedeckt ist. Die Tartelettes etwas abkühlen lassen, aus der Form lösen und im Kühlschrank ganz abkühlen lassen.

Smoothie und Orangensaft vermischen. 5 EL der Mischung mit dem Puddingpulver vermischen. Den Rest der Flüssigkeit aufkochen, von der Kochstelle nehmen, das Puddingpulvergemisch einrühren, alles noch einmal kurz aufkochen und unter Rühren im Topf etwas erkalten lassen.

Die Tartelettes aus dem Kühlschrank nehmen und vorsichtig jedes mit dem abgekühlten Mango-Pudding füllen. Zum Auskühlen sofort wieder in den Kühlschrank stellen und später auf sechs kleinen Tellern servieren.

FEINES TEEGEBÄCK

Dieses Rezept stammt aus einem der vielen wunderbaren Kochbücher von Dr. Petra Bracht. Mit ihren Büchern hat sie mich nachhaltig für die gesunde, vegane Ernährung begeistern können. Besonders diese Plätzchen haben es mir angetan – ich kenne kein köstlicheres und geschmacklich ausgefeilteres Rezept. Sogar Nicht-Veganer vergessen da ganz schnell mal ihren Anstand.

Für 15 Stück

140 g Kleinblatt Haferflocken
½ TL gemahlene Vanille
½ TL gemahlene Tonkabohne
50 g Kokosblütenzucker
½ TL Backpulver
80 g Cashewmus
2 EL Kokosblütensirup
90 ml Mandeldrink

Den Backofen auf 180 °C (Ober-/Unterhitze) vorheizen. Ein Backblech mit Backpapier auslegen. Die Hälfte der Haferflocken im Blitzhacker fein mahlen oder im Mörser fein zerstoßen. Das entstandene Hafermehl mit den restlichen Haferflocken, Vanille, Tonkabohne, Kokosblütenzucker und Backpulver in einer Schüssel verrühren.

Das Cashewmus in einem Topf vorsichtig erwärmen. Kokosblütensirup und Mandeldrink dazugeben und alles gut vermischen. Die Flüssigkeit mit dem Mehlgemisch sorgfältig vermengen, bis eine klebrige Masse entsteht.

Mit einem Esslöffel 15 Kleckse auf das Backblech setzen und mit einem angefeuchteten Löffel leicht glatt streichen. Die Kekse im heißen Ofen 15 Minuten auf der mittleren Schiene backen. Anschließend auf einem Rost auskühlen lassen – oder warm genießen.

Die Tonkabohne gilt als natürliches Aphrodisiakum – und schmeckt hier ganz wunderbar in dem überraschenden Zusammenspiel mit gemahlener Vanille.

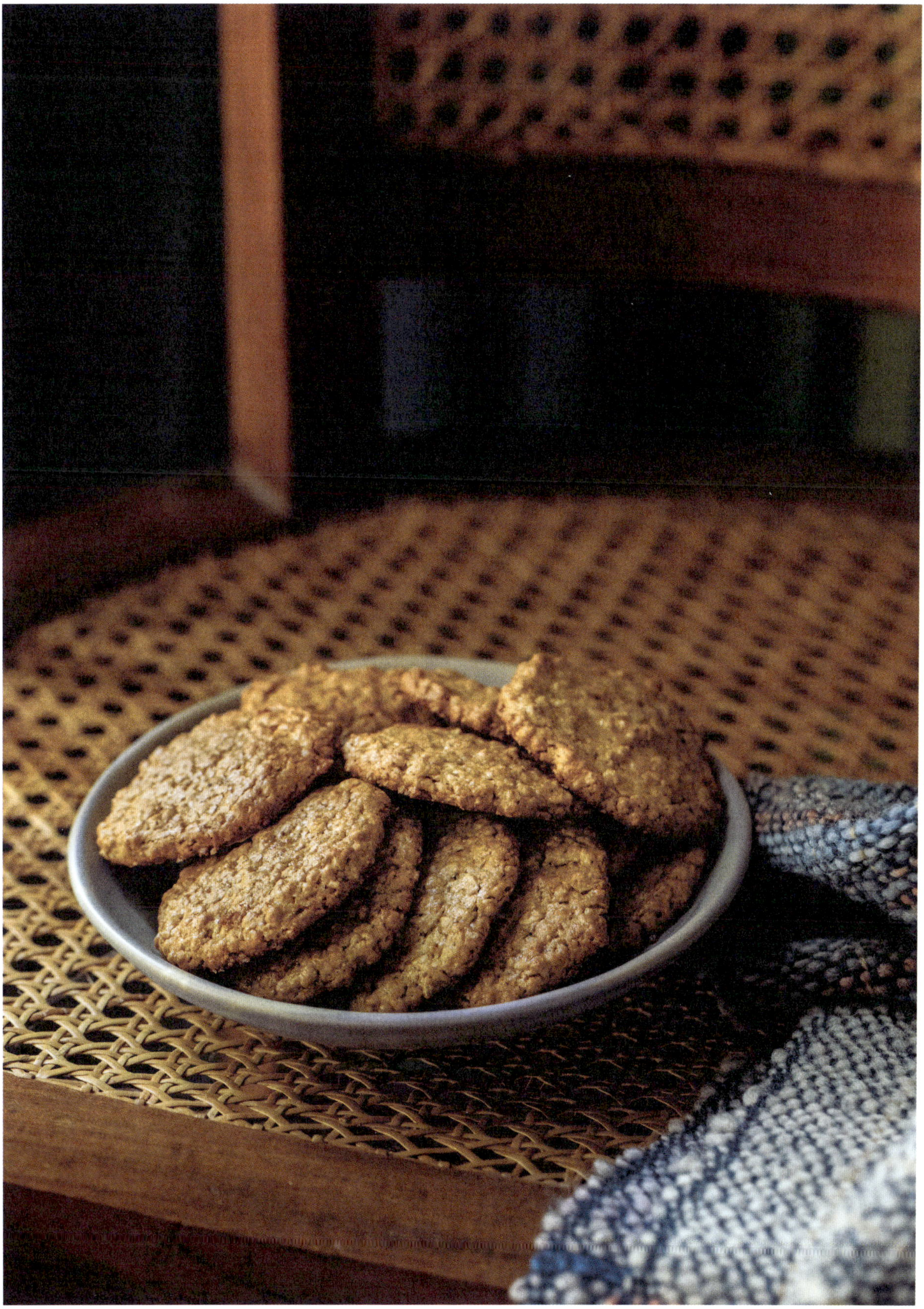

SANDDORN-MIX

Früher haben wir in den Sommerferien meistens Urlaub in Dänemark gemacht. Meiner Erinnerung nach hat es regelmäßig geregnet, was meine Eltern nicht davon abgehalten hat, mit uns Kindern fleißig Radtouren zu unternehmen. Um Erkältungen vorzubeugen, hat mein Vater uns den einheimischen Sanddorn empfohlen. Die ziemlich saure Frucht hat einen unheimlich hohen Vitamin-C-Gehalt. In Erinnerung an meinen sanddornbegeisterten, radfahrenden Vater: Der Sanddorn-Mix.

Für 4 Personen

150 ml Sanddornsaft
600 ml Birnensaft
Saft von 1 Zitrone
2 EL Reissirup
½ TL gemahlene Vanille

Sanddorn-, Birnen- und Zitronensaft vermischen und 200 ml kochendes Wasser dazugeben. Mit Reissirup süßen und mit Vanille würzen.

Den Sanddorn-Drink auf vier Tassen verteilen und warm genießen.

Hierzu schmeckt jeweils eine Brotstange – oder ich serviere den fruchtigen Mix zu Teegebäck (siehe Seite 172) oder Gugelhupf (siehe Seite 93).

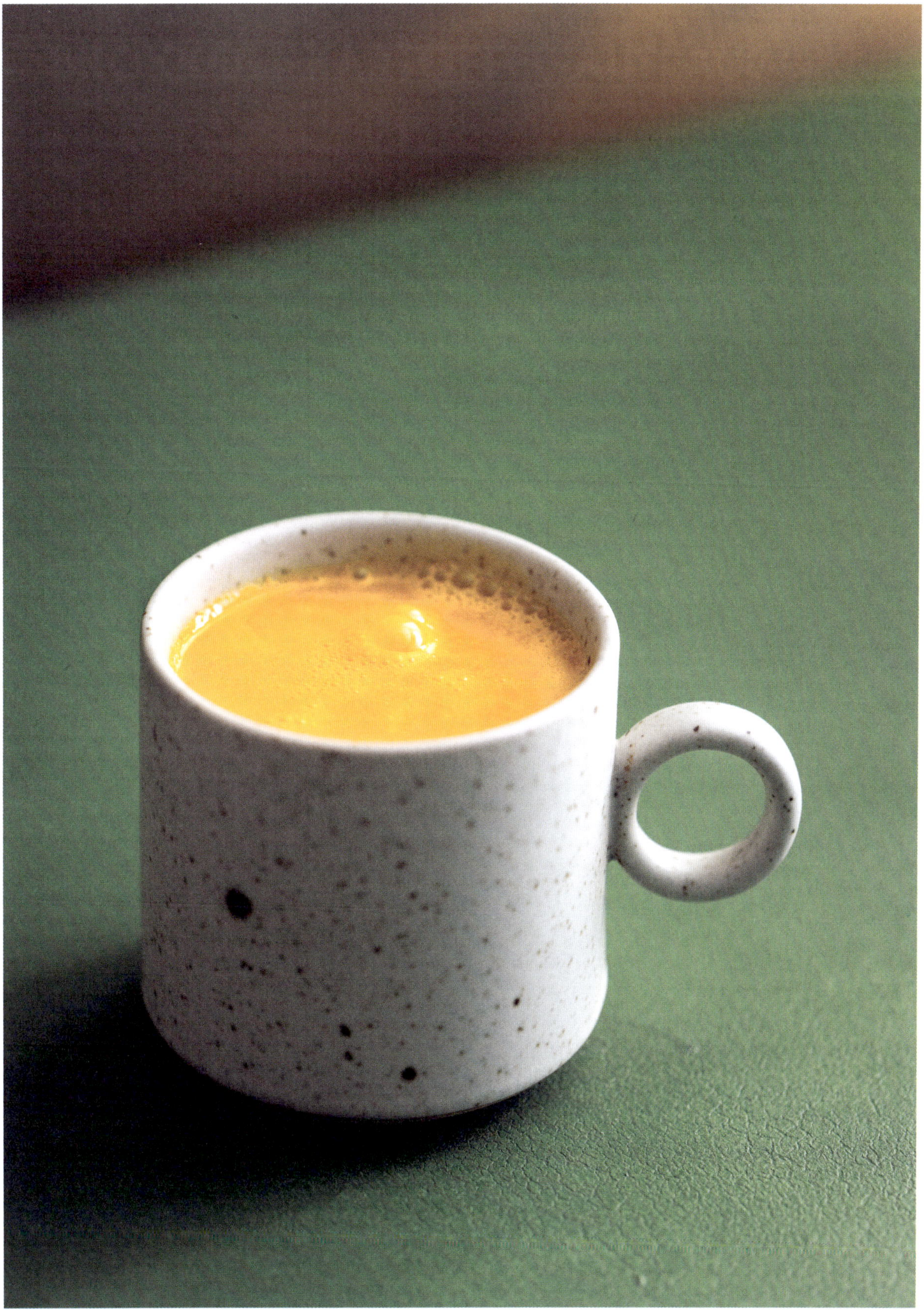

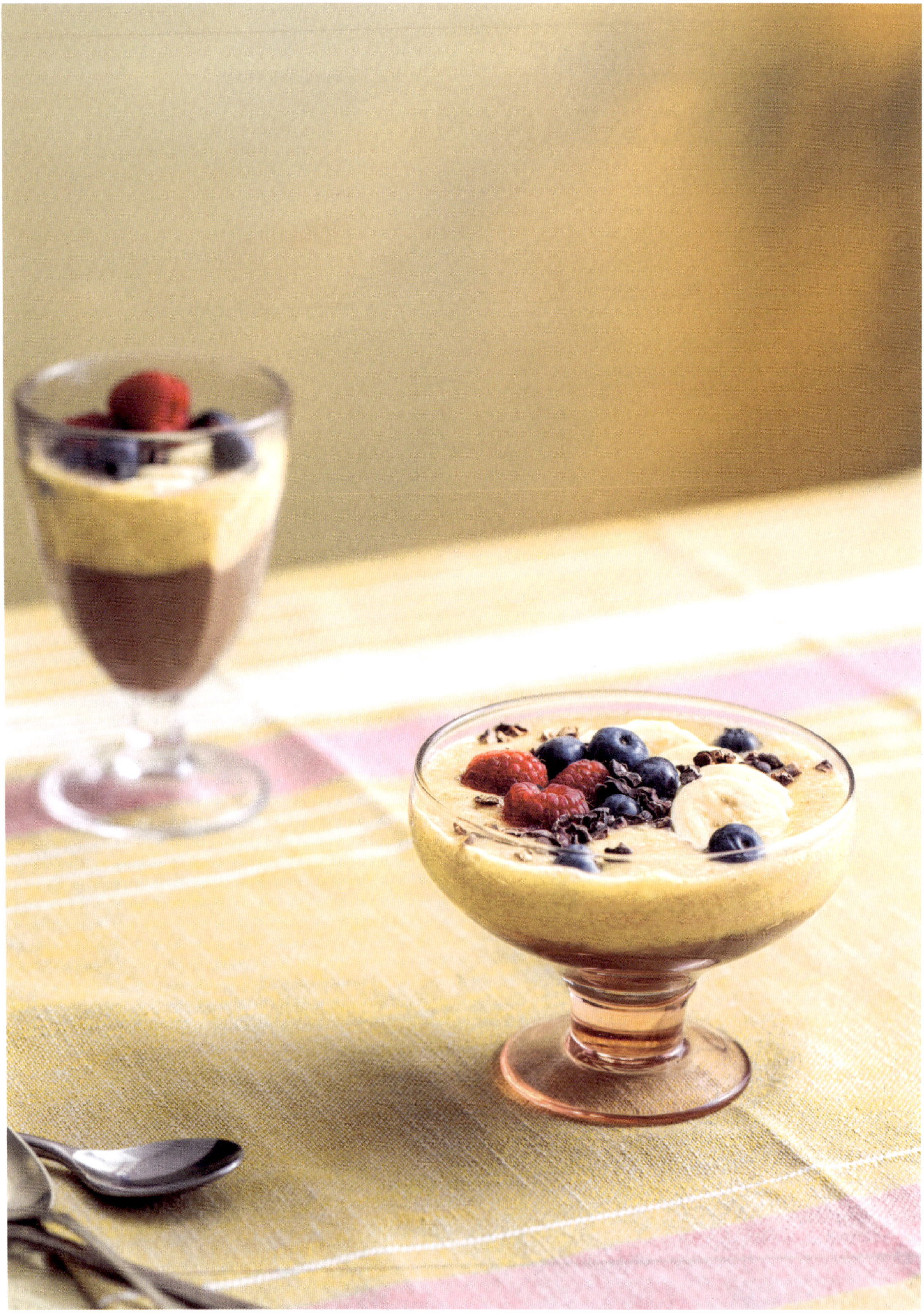

SCHOKOCREME MIT KOKOS-BANANE

Diese Schokocreme ist luftig und leicht, trotzdem ziemlich sättigend und voller guter und gesunder Zutaten. Ich bereite sie gerne zu, wenn ich den Eindruck habe, dringend etwas Süßes zu benötigen. Ich würde sagen: Sie ist mindestens so befriedigend wie eine Portion Mousse au Chocolat.

Für 4 Personen

Für die Schokocreme

140 g vegane Zartbitterschokolade
400 g Seidentofu
3–4 EL Agaven- oder Reissirup (optional)

Für die Kokos-Banane

1 reife Banane
100 ml Reisdrink Kokosnuss
½ TL gemahlene Vanille

Außerdem

1 Banane
2 EL Kakao-Nibs
2 Handvoll Blaubeeren oder Himbeeren (optional)

Für die Creme die Schokolade in einer kleinen Metallschüssel über dem heißen Wasserbad schmelzen. Seidentofu und nach Belieben Sirup (ich verzichte in der Regel darauf) mit den Rührbesen des Handrührgeräts cremig schlagen. Die geschmolzene Schokolade dazugeben, alles schaumig schlagen und auf vier Gläser verteilen.

Für die Kokos-Banane die Banane schälen und mit Kokos-Reisdrink und Vanille pürieren und auf der Schokocreme verteilen.

Die zweite Banane schälen und in Scheiben schneiden. Die Schokocreme mit Kakao-Nibs und Bananenscheiben garnieren, nach Belieben Blaubeeren oder Himbeeren daraufgeben und servieren.

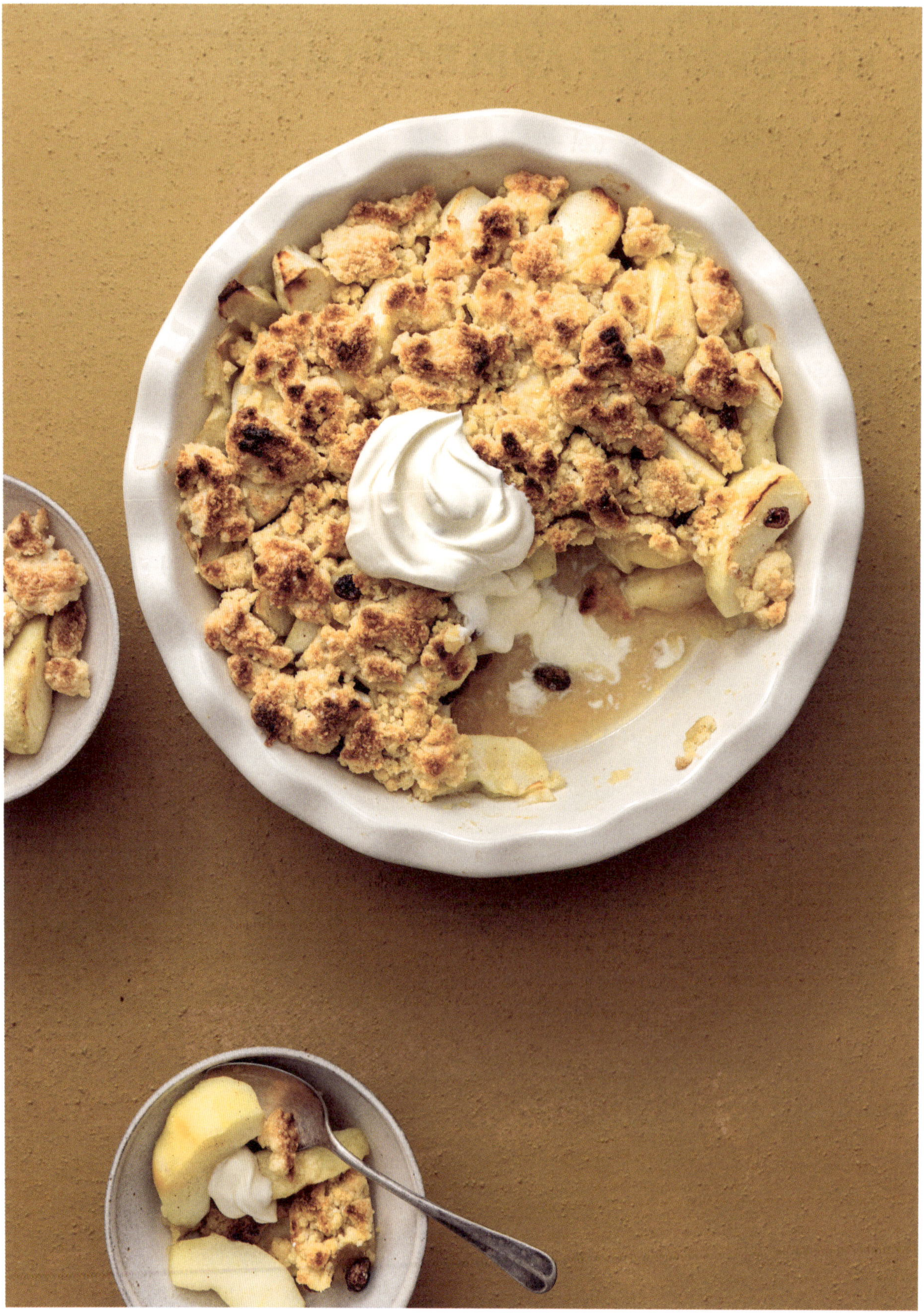

KNUSPRIGER APPLECRUMBLE

Sonntags bekommen wir häufig Besuch von Freunden und ihren Kindern. Die Kinder kennen schon alle den Applecrumble. Sie wären sehr verwundert, wenn er plötzlich einmal nicht angeboten werden würde. Es gab schon Kinder, die darum baten, dass wir den Applecrumble zu ihnen mit nach Hause bringen, wenn wir zu Besuch kommen. Ein größeres Kompliment gibt es nicht, oder? Und das, obwohl er (beinahe) nur aus Äpfeln besteht.

Für 4 Personen

1 kg Äpfel (Boskop oder Falstaff)
2 EL Kokosblütenzucker
1–2 TL gemahlener Zimt
80 g Sultaninen
150 ml Apfelsaft
Saft von 1 Zitrone
100 g vegane Butter
100 g Kokosblütenzucker
200 g Dinkelmehl Type 630
1 Prise Salz

Außerdem

200 g vegane Crème Fraîche zum Servieren (optional)

Die Äpfel waschen, schälen, entkernen und achteln. Mit Zucker, Zimt, Sultaninen, Apfel- und Zitronensaft in einen Topf geben und ca. 5 Minuten köcheln lassen. Dabei hin und wieder umrühren, bis die Äpfel gar, aber nicht zu weich sind. Den Backofen auf 180 °C (Ober-/Unterhitze) vorheizen.

Die vegane Butter mit Zucker, Mehl und Salz verkneten, bis schöne Streusel entstehen. Die Apfelmasse in eine Auflaufform füllen, mit den Streuseln bedecken und im heißen Ofen 20–30 Minuten auf der mittleren Schiene backen. Zum Schluss die Grillfunktion des Ofens anstellen und den Crumble etwas bräunen.

Den Applecrumble noch warm auf vier kleinen Tellern anrichten und nach Belieben mit Crème Fraîche servieren.

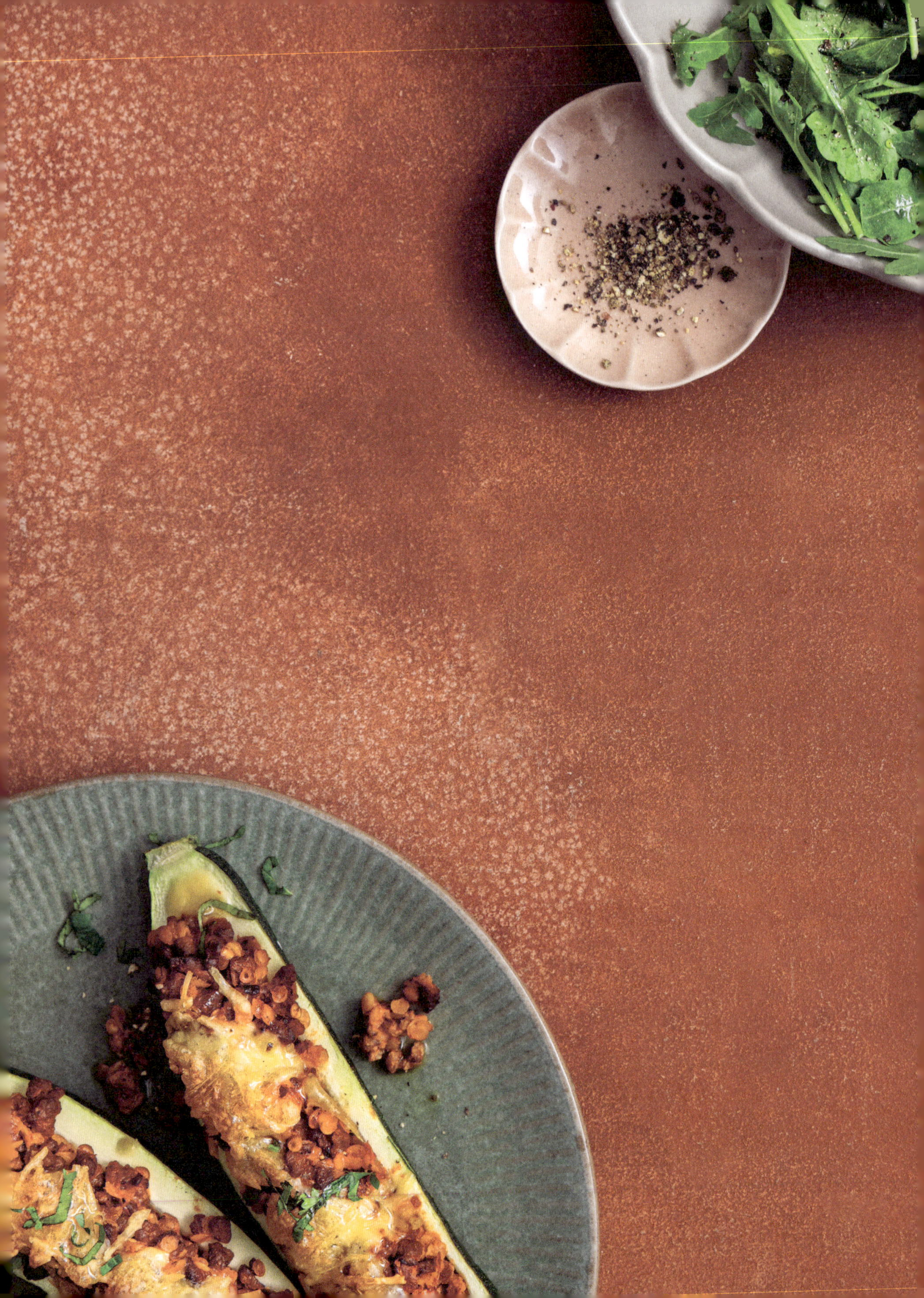

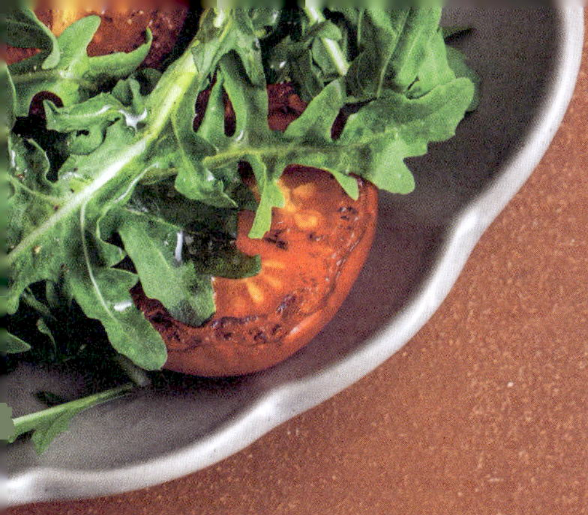

ANHANG

REZEPTE NACH KATEGORIEN

REZEPT- UND ZUTATENREGISTER

L

M

N

O

P

Q

R

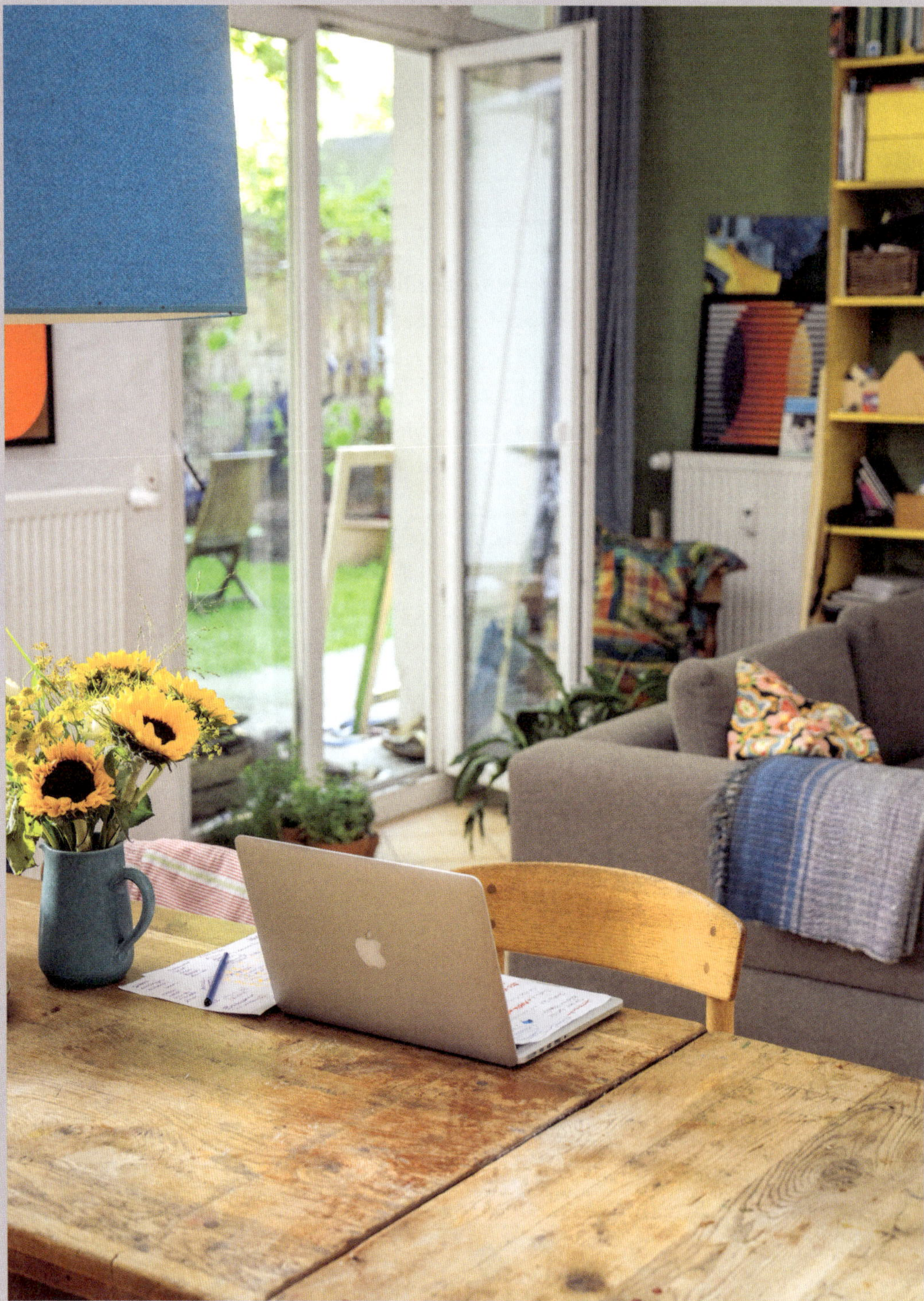

DANK

Vielen Dank an meine allerbeste Mutter, die mir in der Kindheit mit viel Liebe, Sorgfalt und Geduld beigebracht hat, wie man kocht. Durch Dich habe ich erfahren, wie viel Freude und Heimat in gesunder Ernährung und dem gemeinsamen Essen liegt.

Vielen Dank an die Ernährungsexpertin Dr. Petra Bracht, die mich mit ihren Büchern und ihrer Begeisterung für pflanzenbasierte Ernährung an meine Wurzeln erinnert hat.

Vielen Dank an meine Freundinnen Kathinka und Eike von Bonnie & Buttermilk – dass Ihr so schöne Kleider näht, in denen ich mich zu Hause fühle. Vielen Dank an meinen Jugendfreund Christian Junghanns, dass Du unser Zuhause mit Deinen Bildern noch wohnlicher gemacht hast.

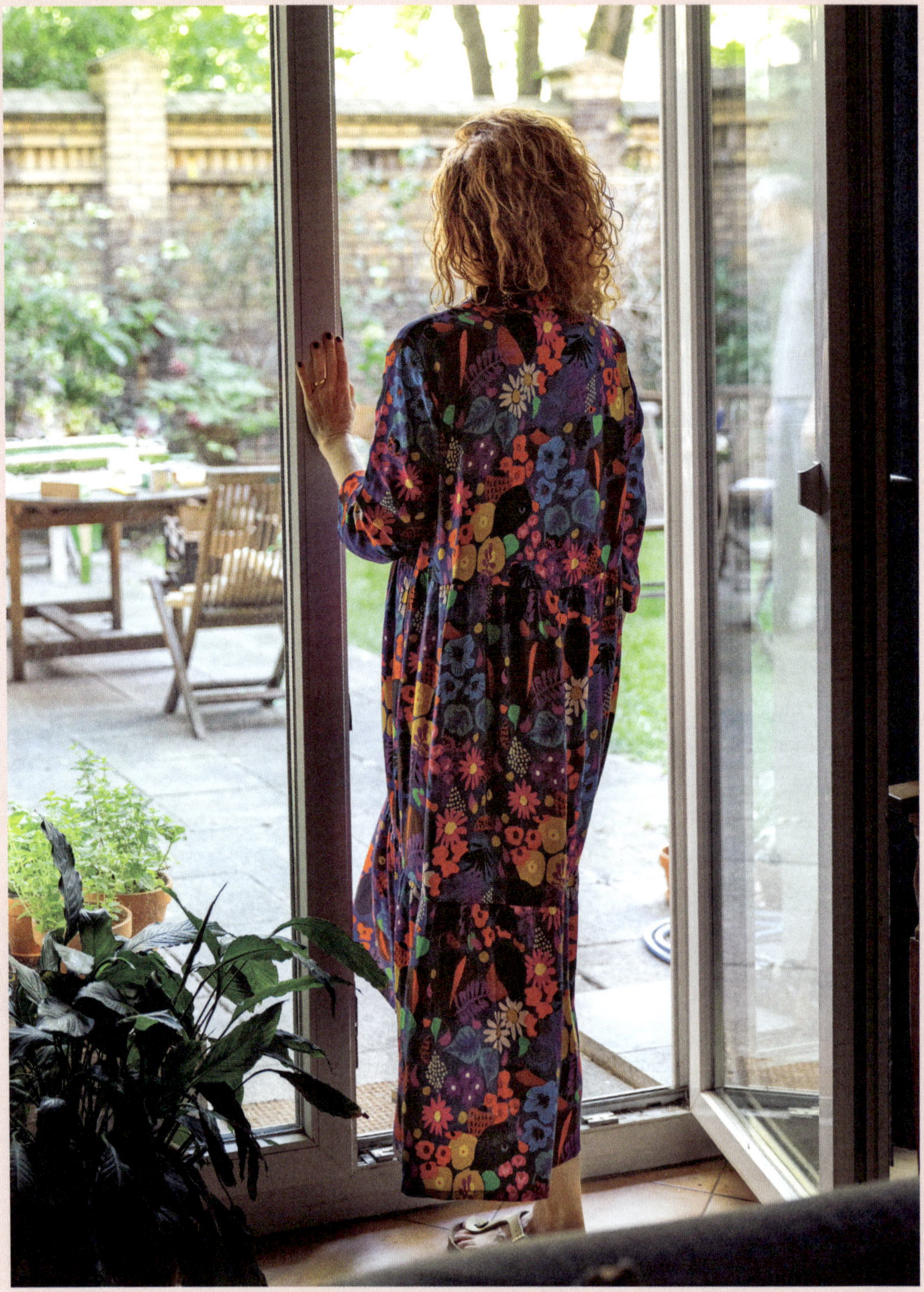

AUTORIN

Alexa Hennig von Lange, geboren 1973, wurde mit ihrem Debütroman ›Relax‹ zu einer der erfolgreichsten Schriftstellerinnen ihrer Generation. Sie lebt mit ihrer Familie in Berlin und schätzt das Kochen und gemeinsame Genießen als Ergänzung zum täglichen Schreiben sehr. Zuletzt erschienen bei DuMont die ersten beiden Bände ihrer ›Heimkehr-Trilogie‹: ›Die karierten Mädchen‹ und ›Zwischen den Sommern‹.

TEAM

Fotografie

Marina Jerkovic ist Food- und Lifestyle-Fotografin und wohnt mit ihrer Familie in Berlin. Sie hat schon viele erfolgreiche Kochbücher gekonnt in Szene gesetzt.

Foodstyling

Caroline Franke ist eine erfahrene Foodstylistin und Rezeptentwicklerin für Verlage, Magazine und kommerzielle Marken. Sie lebt mit ihrem Mann und ihrem Sohn in Berlin.

Fachliche Begutachtung

Johanna Wack lebt und arbeitet in Hamburg. Sie ist Diplom-Ökotrophologin und seit 2011 freiberufliche Ernährungstherapeutin.

Das bei der Produktion dieses Buches entstandene CO_2 wurde durch die Finanzierung von Klimaschutzprojekten kompensiert: climate-id.com/17531-2110-1001/de

1. Auflage 2024

Fotografie: Marina Jerkovic
Foodstyling: Caroline Franke
Lektorat: Kathrin Nick
Korrektorat: Kreativlektorat Daniela Vogel, Finnentrop
Gestaltung und Satz: Birgit Haermeyer
Reproduktionen: PPP Pre Print Partner, Köln
Druck und Bindung: L.E.G.O. S.p.A., Vicenza

Printed in Italy
ISBN 978-3-8321-6938-1
www.dumont-buchverlag.de

FSC www.fsc.org
MIX
Papier | Fördert gute Waldnutzung
FSC® C023419